AF548040

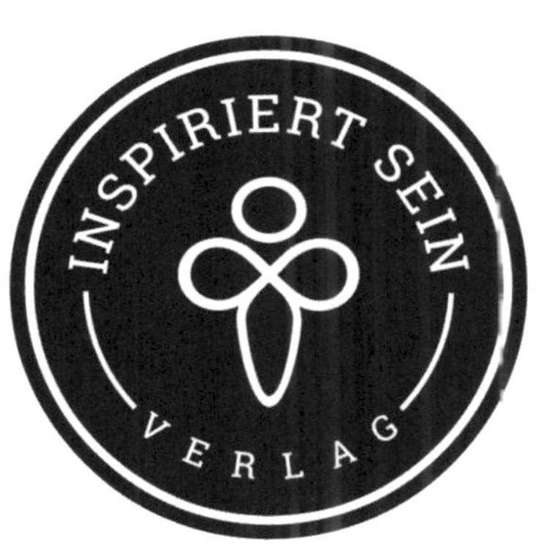
INSPIRIERT SEIN
VERLAG

Marion Selzer und Jens Sprengel

WEISSE SMOOTHIES

LUBRIKATOREN

zum Abnehmen, Entgiften und Wohlfühlen

Rezepte – Zubereitung – Hintergrundinformationen

Wie Sie Heißhunger auf ungesunde Nahrungsmittel ein für allemal hinter sich lassen!

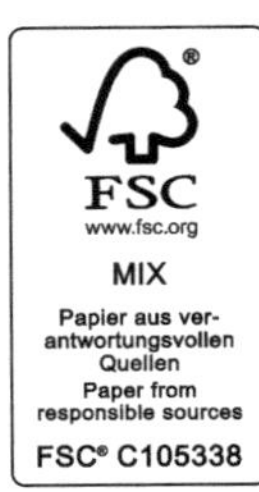

2. Auflage 2025 / 1. Auflage 2017

Verlag: Inspiriert-Sein Verlag, Selzer/Sprengel GbR, Dorfstraße 136, 66740 Saarlouis, www.inspiriert-sein.de, Email: info@inspiriert-sein.de

Druck: Libri Plureos GmbH, Friedensallee 273, 22763 Hamburg
Der Druck erfolgt auf Papier entsprechend der EU-Verordnung „EU/2023/1115 über entwaldungsfreie Lieferketten".

Cover Bild-Rechte: Assorted mixed nuts © digieye – shutterstock
Umschlag/Covergestaltung: Natascha Sokolov

ISBN: Paperback: 978-3-946026-13-6 / eBook: 978-3-946026-12-9

Bibliografische Information der Deutschen Nationalbibliothek
Die Deutsche Nationalbibliothek verzeichnet diese Publikation in der Deutschen Nationalbibliografie; detaillierte bibliografische Daten sind im Internet über http://dnb.d-nb.de abrufbar.

Inhaltsverzeichnis

Vorwort

Wer kennt das nicht: Man nimmt sich vor, sich gesünder zu ernähren, weniger Kalorien zu sich nehmen, um ein wenig auf die Figur zu achten oder der Gesundheit einen Gefallen zu tun, dennoch hält man dieses Vorhaben nicht lange durch. Die Lust auf „Ungesundes" ist einfach zu groß. Nur allzu oft sind unsere Gelüste stärker, als der Wille, seine Ernährung zu verbessern. Das muss nicht sein!

Der Grund für gescheiterte Versuche, die Ernährung dauerhaft umzustellen, liegt nur selten an einem Mangel an Disziplin. Viel häufiger ist ein Vitalstoffmangel unserer Zellen dafür verantwortlich, wenn solche Vorhaben scheitern und Gelüste die Oberhand gewinnen.

Unsere heutige Ernährung besteht zu einem großen Teil aus „leeren Magenfüllern", wie Weißmehlprodukten, Zucker, Industriefetten und tierischen Produkten aus Massentierhaltung. Solche Nahrungsmittel machen zwar vorübergehend satt, führen jedoch nicht zu einer tiefgehenden zellulären Sättigung. Sie liefern dem Körper zwar Kalorien und dadurch viel Energie, jedoch keine oder nur wenige Vitalstoffe. Das trifft leider auf die meisten Produkte aus herkömmlichen Supermärkten zu.

Gut zu wissen: Was sind eigentlich Vitalstoffe?
Der Begriff „Vitalstoffe" ist eine (nicht offiziell anerkannte) Bezeichnung für Inhaltsstoffe unserer Nahrung, die der Körper nicht in Energie umwandelt, sondern die er für lebenswichtige Stoffwechselprozesse benötigt. Hierzu zählen zum Beispiel Mineralstoffe, Spurenelemente, sekundäre Pflanzenstoffe, Vitamine sowie bestimmte Aminosäuren und Fettsäuren.

Durch unsere heutige Durchschnittsernährung kommt es also dazu, dass wir einerseits sehr viele Kalorien zu uns nehmen – meistens mehr als wir benötigen –, andererseits aber zu wenig Vitalstoffe bekommen. Das bedeutet, dass wir trotz eines gut gefüllten Magens mit lebenswichtigen Substanzen unterversorgt bleiben.

Unsere Zellen benötigen für ihre Arbeit jedoch nicht nur Kalorien, sondern essentielle Nähr- und Vitalstoffe. Sobald es zu einem Mangel an solchen Substanzen kommt, können lebenswichtige Stoffwechselprozesse in unserem Körper nicht mehr richtig ablaufen. Unsere unterversorgten Zellen reagieren auf einen Vitalstoffmangel mit Stress und signalisieren dadurch unserem gesamten System, dass ein dauerhafter Mangel vorliegt. Um diesen Mangel auszugleichen, produziert unser Gehirn das Signal „Hunger" und animiert uns damit zur Nahrungsaufnahme. Wenn wir dann allerdings wieder nur zu herkömmlichen „leeren Kalorienträgern" greifen, verschlimmern wir die Situation und ein Teufelskreis beginnt.

Sogenannte „weiße Smoothies", auch Lubrikatoren genannt, können uns dabei helfen, diesen Teufelskreis zu durchbrechen. Dabei handelt es sich um eine spezielle Zusammenstellung ausgewählter Zutaten, die mit Hilfe eines Mixers zu einem leckeren cremigen Smoothie verarbeitet werden. Aufgrund ihrer zumeist hellen Farbe werden sie im Gegensatz zu den grünen Smoothies auch als weiße Smoothies bezeichnet. Weiße Smoothies liefern bestimmte Fettsäuren und Aminosäuren (entweder aus Kokosnüssen und Hanfsamen oder aus Eiern und Rohmilchbutter), die in unserer heutigen Ernährung häufig zu kurz kommen, jedoch enorm wichtig für unsere zelluläre Gesundheit sind. Nur, wenn unsere Zellen tatsächlich mit dem versorgt sind, was sie für ihre Arbeit benötigen, können ungesunde Gelüste auf Fast Food und Fertiggerichte verschwinden.

Darüber hinaus unterstützen die im weißen Smoothie enthaltenen Aminosäuren die Regeneration sämtlicher Zellen und Gewebe und fördern den Aufbau gesunder Muskelmasse, während die gesunden Fettsäuren dabei helfen, überflüssiges Fettgewebe abzubauen. Diese haben eine beschleunigende Wirkung auf unseren Stoffwechsel und sind sogar in der Lage, die oft nur schwer ausleitbaren fettaffinen Giftstoffe, die über das Trinkwasser, die Atemluft, verschiedene Zahnfüllungen und viele andere Wege in unseren Körper gelangen, aufzunehmen und auszuscheiden. Solche Schadstoffe können zu massiven Störungen unseres gesamten Organismus führen und all unsere Stoffwechselvorgänge stark durcheinander bringen. Weiße Smoothies wirken hier als sanfte und gleichzeitig hoch effektive Entgiftungsmöglichkeit – und zwar ohne unerwünschte Nebenwirkungen und Rückvergiftungssymptome, wie sie bei vielen anderen Entgiftungsmethoden häufig berichtet werden.

Die in weißen Smoothies enthaltenen hochwertigen Fettsäuren sorgen auch dafür, dass verschiedene Nährstoffe aus unserer Nahrung besser aufgenommen und verwertet werden können, da sie wichtig für das optimale Funktionieren unserer Zellwände sind. Die Zellwände sind es, die darüber entscheiden, welche Stoffe in die Zellen hinein gelassen und welche ausgeschieden werden. Sie bestehen zu einem großen Anteil aus gesättigten Fetten. Und nur, wenn ausreichend dieser Bausteine zur Verfügung stehen, kann der zelluläre Stoffaustausch richtig funktionieren. In diesem Zusammenhang tragen die Fettsäuren aus den weißen Smoothies auch zu einer besseren Wasserversorgung unseres Körpers bei, indem sie dafür sorgen, dass das aufgenommene Wasser in der Zelle besser gehalten werden kann.

Die Vorzüge der weißen Smoothies im Überblick:
Lubrikatoren sind eine geniale und zugleich köstliche Möglichkeit, unsere Zellen auf einer tiefen Ebene zu sättigen. Dadurch helfen sie, Gelüste auf Fast Food und andere ungesunde Nahrungsmittel dauerhaft verschwinden zu lassen. Durch ihr ausgeklügeltes Profil an Aminosäuren fördern sie die Regeneration von Zellen und Gewebe, unterstützen den Aufbau gesunder Muskelmasse, während die enthaltenen Fettsäuren den Stoffwechsel ankurbeln und den Abbau von überflüssigem Fettgewebe beschleunigen. Gleichzeitig verbessern sie unseren Wasserhaushalt, sorgen für eine gesteigerte Vitalstoffversorgung und unterstützen unseren Körper bei der Ausleitung von fettlöslichen Toxinen.

Gerade für Sportler, Menschen die Körperfett abbauen oder Muskelmasse aufbauen wollen, und für alle, die ihren Körper auf sanfte und gleichzeitig effektive und nebenwirkungsfreie Weise entgiften möchten, können weiße Smoothies eine geniale und zugleich köstliche Ergänzung der täglichen Ernährung darstellen.

Wir wünschen viel Freude beim Ausprobieren,
Marion Selzer & Jens Sprengel, La Palma im Februar 2017

I. Unser natürliches Verlangen nach Fett

Fette sind zu Unrecht in Verruf geraten!
Fette gehören genauso wie Kohlenhydrate und Proteine zu den Makronährstoffen und kommen als natürlicher Bestandteil in Fleisch, Fisch, Eiern, Milch und Molkereiprodukten, Nüssen, Samen, Gemüsen und Früchten vor. Fette liefern im Vergleich zu den beiden anderen Makronährstoffen mit 9 Kilokalorien (kcal) pro Gramm mehr als doppelt so viel Energie und gelten daher als Dickmacker. Das hat im Laufe der vergangenen Jahrzehnte dazu geführt, dass alle Arten von Fett immer mehr in Verruf geraten sind. Besonders gesättigte Fettsäuren, wie sie z. B. in Butter, Kokosfett, Fleisch und Eiern vorkommen, gelten als gesundheitsschädlich und als Hauptübeltäter für einen hohen Cholesterinspiegel und allen damit in Verbindung gebrachten Erkrankungen und Beschwerden, insbesondere Herz-Kreislauf-Erkrankungen. Dabei sind Fette ein wichtiger, wenn nicht sogar essentieller Bestandteil unserer Ernährung.

Fette sind lebensnotwendig. Sie dienen als Bausteine für unsere Zellmembranen und sind bei der Bildung von Hormonen und hormonähnlichen Substanzen beteiligt. Sie verstärken den Geschmack von Speisen und sorgen für ein lang anhaltendes Sättigungsgefühl. Sie ermöglichen uns erst die Aufnahme und Verwertung aller fettlöslichen Vitamine wie A, D, E und K und helfen bei der Umwandlung von Karotin in Vitamin A. Darüber hinaus unterstützen Fette uns bei der Aufnahme von Mineralien und werden zur Wasserversorgung (Hydration) unseres Körpers benötigt. Auch unser Gehirn und unsere Nervenbahnen bestehen zu einem großen Teil aus Fett. Die Zellen des gesamten Nervensystems benötigen bestimmte Fettsäuren zur Regeneration und für die Aufrechterhaltung ihrer Funktionen.

Interessant zu wissen: Fette verbessern den Geschmack von Speisen, weil viele Aroma- und Geschmacksstoffe fettlöslich sind und sich erst in Kombination mit Fetten in unserem Gaumen entfalten können. Zudem nehmen sie die Aromen verschiedener Lebensmittel auf und konzentrieren diese, so dass man Fette als natürliche Geschmacksverstärker bezeichnen könnte. Fügen wir unseren Gerichten ein wenig Fett hinzu, steigern wir damit den Eigengeschmack, was zu einem intensiveren Genuss beim Essen führt, wodurch wir uns nach dem Essen satt und zufrieden fühlen. Das hilft, Gelüste im Zaum zu halten. Wenn wir den Fettanteil in unserer Ernährung etwas erhöhen, fällt es uns normalerweise viel leichter, die Stunden bis zur nächsten Mahlzeit ohne Zwischensnack zu überbrücken.

Aufgrund ihrer hohen Kaloriendichte zählten fettreiche Lebensmittel auch bei natürlich lebenden Völkern zu besonders begehrten Energielieferanten. In einer Zeit vor der Industrialisierung als die Menschen noch mehr im Einklang mit der Natur lebten, gab es keine Supermärkte, keine Restaurants oder Fast Foodketten. Die tägliche Nahrung musste man sich hart erarbeiten. Logisch, dass fetthaltige Lebensmittel aufgrund ihrer hohen Energiedichte schon immer als besonders wertvoll galten. Die Vorliebe des Menschen für fetthaltige und energiereiche Lebensmittel scheint in unserem genetischen Code verankert zu sein.

Obwohl die traditionelle Ernährung vieler Naturvölker einen sehr hohen Fettanteil hatte, litt dort niemand an Übergewicht, Herzkreislauf-Erkrankungen oder anderen heute typischen Zivilisationsbeschwerden. Das war damals. Heute sieht es leider anders aus!

Wir essen zu viel von den falschen Fetten

In der heutigen Zeit kommt es in den westlichen Industrienationen im Gegensatz zu unseren prähistorischen Vorfahren so gut wie nie zu Hungersnöten und Nahrungsmittelengpässen. Wir können rund um die Uhr zwischen den unterschiedlichsten kulinarischen Genüssen wählen. Unsere angeborene Vorliebe für fettreiche Nahrung, die ursprünglich das Überleben in Notzeiten sicherte, kann uns da schnell zum Verhängnis werden. Wir müssen nicht zuerst auf die Jagd gehen oder Früchte und Nüsse sammeln, bevor wir etwas essen können – nein, wir gehen einfach zum Bäcker und kaufen uns ein Croissant oder bestellen uns im nächsten Fast Food Restaurant einen Burger mit Doppel-Cheese und Pommes dazu.

Das Problem mit den Fetten ist das Gleiche wie mit den Kohlenhydraten: Wir konsumieren zu häufig zu große Mengen, besonders von den falschen Fetten und verbrauchen nur einen Bruchteil dieser enormen Kalorien- und Energiemenge. Der moderne Mensch leidet an einem Missverhältnis zwischen übermäßiger Energieaufnahme und unzureichendem Energieverbrauch aufgrund mangelnder Bewegung und körperlicher Anstrengung!

Wir nehmen deutlich mehr Energie zu uns als wir verbrauchen, während unsere Zellen gleichzeitig an einem Vitalstoffmangel leiden. Dadurch signalisiert uns unser Körper ständig Hunger und wir geraten langsam, aber sicher in einen Kampf mit unserem Verlangen nach Fett, den wir langfristig nur verlieren können. Übergewicht, chronische Mangelerscheinungen und sogenannte „Zivilisationserkrankungen“ sind nicht selten die Folge dieses Teufelskreises!

Lightprodukte und fettarme Ernährung sind keine Lösung

Wer jetzt glaubt, er könne Übergewicht und erhöhte Blutfettwerte wieder in den Griff bekommen, indem er einfach nur den Fettgehalt in der Ernährung reduziert, täuscht sich gewaltig. Studien[1] zeigen, dass eine dauerhaft fettarme Diät bei Teilnehmern zu Unzufriedenheit, Unausgeglichenheit, Gereiztheit und Frustration führt. Im Gegensatz dazu fühlen sich die Teilnehmer in Vergleichsgruppen, die mit ihrer Ernährung ausreichend gesunde Fette zu sich nehmen, durchgehend ausgeglichen, entspannt und zufrieden, selbst wenn ihre Ernährung weniger Gesamtkalorien enthält. Das ist auch kein Wunder, denn fetthaltige Nahrungsmittel wirken beruhigend auf unser Nervensystem. Fett gilt nicht umsonst als „Nervennahrung“. Das ist auch der Grund, weshalb sich viele Menschen gerade in emotional schwierigen Situationen und bei mentaler Erschöpfung zu fettreichen Nahrungsmitteln hingezogen fühlen. Als im Jahre 1991 der erste Golfkrieg ausbrach und die amerikanischen Medien täglich über die dramatische Situation im Kriegsgebiet berichtete, schnellte der Fettkonsum der Amerikaner deutlich in die Höhe. In kürzester Zeit verdreifachte er sich sogar.

Wir brauchen also eine gewisse Menge an Fetten, um ausgeglichen und entspannt zu bleiben, um im wahrsten Sinn des Wortes „die Nerven zu be-

1 Bruinsma, Kristen A., and Douglas L. Taren. "Dieting, essential fatty acid intake, and depression." Nutrition review 58.4 (2000): 98-108

halten“. Wird dieses natürliche Bedürfnis nach Fett nicht gestillt, haben wir ständig ein Verlangen nach fetthaltigen Lebensmitteln und das Gefühl, dass uns etwas fehlt. Das Problem der heutigen Ernährungsweise ist, dass die meisten fetthaltigen Nahrungsmittel wie Schnitzel, Pommes Frites, Bratwurst, H-Milchprodukte, Chips, Sahnetorte, Eiscreme, geröstete Nüsse und Gerichte, die mit denaturierten Pflanzenölen zubereitet werden, unser natürliches Verlangen nach Fetten niemals wirklich stillen können.

Der Grund liegt darin, dass unser Körper erhitzte und stark verarbeitete Fettsäuren nicht verwerten kann. Wir benötigen naturbelassene Fettsäuren, die in ihrer chemischen und molekularen Struktur unverändert sind, so wie sie in natürlichen Lebensmitteln vorkommen. Alle anderen Arten von Fetten können unsere Zellen nicht richtig verstoffwechseln, dazu ist unser Stoffwechsel einfach nicht in der Lage. Mit der heutigen Durchschnittskost lässt sich unser physiologischer Bedarf an natürlichen Fetten leider nicht decken. Unsere moderne Ernährungsweise ist zwar reich an Fetten, jedoch nicht in der Form, wie unser Körper sie benötigt. Und damit beginnt der Kampf gegen unsere Gelüste nach fettreichen Lebensmitteln. Unsere Zellen brauchen die richtigen Fette, um eine tiefe zelluläre Sättigung zu erfahren. Die richtigen Fettsäuren im ausgewogenen und natürlichen Verhältnis sind ein Schlüssel für Wohlbefinden und Zufriedenheit.

Halten wir also fest: Der Mensch hat ein natürliches Bedürfnis nach Fett. Fette übernehmen lebenswichtige Aufgaben in unserem Körper und sorgen für eine tiefgehende Zellsättigung und Zufriedenheit. Die richtigen Fette sind Nervennahrung und keinesfalls ungesund! Da wir jedoch in unserer heutigen Durchschnittsernährung zu viel von den falschen und zu wenig von den richtigen Fetten essen, lässt sich das natürliche Bedürfnis nach Fett nicht befriedigen und wir geraten in einen Kampf mit unserer Lust auf Ungesundes. Das muss nicht sein!

Fette als wichtiger Bestandteil unserer Ernährung

Fette als solches sind weder gesundheitsschädlich noch schlecht für die schlanke Linie, sondern sind ein lebenswichtiger Bestandteil unserer Ernährung. Sie dienen als Bausteine für unsere Zellmembranen und sind bei der Bildung von Hormonen und hormonähnlichen Substanzen beteiligt. Sie sind notwendig für die Aufnahme und Verwertung fettlöslicher Vitamine (Vitamin A, D, E und K) und helfen bei der Umwandlung von Karotin in Vitamin A. Fette unterstützen die Aufnahme von Mineralien und die Speicherung von Wasser im Inneren der Zellen. Unser Gehirn und unsere Nervenbahnen bestehen zu einem großen Teil aus Fettsäuren. Zudem verstärken Fette den Geschmack von Speisen und sorgen für ein lang anhaltendes Sättigungsgefühl.

Auch für die Energiegewinnung spielen Fettsäuren eine wichtige Rolle. Unser Körper bezieht bis zu 70 % seines gesamten Energiebedarfs aus Fettsäuren. Lediglich bei intensiven und erschöpfenden körperlich anstrengenden Tätigkeiten nutzt der Körper bevorzugt Glukose, also Traubenzucker und damit Kohlenhydrate zur Energiegewinnung. Steht dem Körper nicht ausreichend Glukose zur Verfügung, sind die meisten Körperzellen in der Lage, Energie auch aus Fettsäuren zu gewinnen. Während des sogenannten Fettstoffwechsels werden die Fettsäuren in der Leber zu Ketonkörpern umgewandelt, die auch unser Gehirn als Energiequelle nutzen kann. Diese Form der Energieversorgung wird deshalb auch als ketogene Stoffwechsellage bezeichnet. Sie stellt eine evolutionäre Erweiterung des ursprünglich reinen Kohlenhydratstoffwechsels dar und hat der Menschheit auch während länger anhaltender Phasen der Nahrungsmittelknappheit das Überleben und Fortbestehen ermöglicht. Deshalb ist unser Körper in der Lage, seinen Energiebedarf sowohl aus Kohlenhydraten als auch aus Fettsäuren zu decken[2], wobei Fette eine doppelt so hohe Energiedichte besitzen wie Kohlenhydrate. Fette sind deshalb die effizienteren Energielieferanten.

Während Phasen der Lebensmittelknappheit, länger anhaltenden Hungerperioden, freiwillig gewähltem Nahrungsmittelverzicht und Fastenperioden, aber auch, wenn keine Kohlenhydrate zur Verfügung stehen bzw. im Rahmen einer Low-Carb-Ernährung stark reduziert werden, schaltet unser Körper auf die Energiegewinnung aus Fettsäuren, die Ketose um. Die in unse-

---

2 Einige Gewebe und Zellen sind zwar auf die Versorgung mit Glukose angewiesen (unser Gehirn kann z. B. nur etwa 70 % seines Energiebedarfs aus Ketonkörpern beziehen. Unsere roten Blutkörperchen und die Zellen der Nebennierenrinde sind für ihre Energiegewinnung jedoch komplett auf Glukose angewiesen), dieser Bedarf kann allerdings normalerweise durch unsere Glukosevorratsspeicher gedeckt werden. Im Notfall kann unser Körper Glukose auch aus Aminosäuren herstellen.

rem Körperfettgewebe gespeicherte Energie ermöglicht es sogar sehr schlanken Menschen, 40 Tage und länger ohne Nahrung auszukommen.

Unser Körperfettgewebe ist allerdings nicht nur ein Depot für gespeicherte überschüssige Energie, die bei Bedarf freigesetzt werden kann, sondern auch ein idealer Speicher für fettlösliche Substanzen und Giftstoffe. Hierzu zählen hauptsächlich Schwermetalle, Pestizide, Rückstände von Schmerzmitteln und Geschmacksverstärker, mit denen wir heutzutage alle mehr oder weniger stark konfrontiert werden. Solche fettlöslichen Toxine lagert der Körper aus Selbstschutz im Fettgewebe ein. Fettlösliche Toxine lassen sich nur schwer ausscheiden, und damit sie in unserem Organismus keine lebensbedrohlichen Schäden anrichten, ist es wichtig, sie irgendwo sicher zu deponieren. Das Unterhautfettgewebe bietet enorme Speicherkapazitäten für fettlösliche Gifte und unsere lebensnotwendigen Organe werden dadurch weitestgehend vor Schäden bewahrt. Auch, wenn diese „Fettpölsterchen“ nicht gerade schön anzusehen sind, dienen sie dennoch unserem Schutz. Loswerden können wir diese Fettdepots paradoxerweise am einfachsten durch die ausreichende Zufuhr von Fettsäuren, insbesondere von rohen gesättigten Fettsäuren, wie sie uns die weißen Smoothies liefern.

Zwischenfazit: Fette übernehmen viele wichtige Funktionen in unserem Körper. Da einige Arten von Fetten essentiell sind, weil unser Körper sie nicht selbst herstellen kann, ist es wichtig, auf eine ausreichende Zufuhr und Versorgung zu achten. Eine fettarme Ernährung kann deshalb zu massiven gesundheitlichen Problemen und Mangelerscheinungen führen. Zudem sind sie eine hervorragende Energiequelle für unseren Körper und können dabei helfen, fettlösliche Giftstoffe zu entgiften und dabei überflüssiges Unterhautfettgewebe zu verlieren.

Die Aufgaben von Fetten im Überblick:

- Fette sind ein wichtiger Baustein für Gehirn- und Nervenzellen, Zellmembranen, Hormone und hormonähnliche Substanzen.
- Fette ermöglichen die Aufnahme und Verwertung der fettlöslichen Vitamine E, D, K, A.

- Fette wandeln Karotin zu Vitamin A um.
- Gesättigte Fettsäuren unterstützen die Hydration (Wasserversorgung) unserer Zellen und die Aufnahme und Speicherung von Mineralien und Elektrolyten.
- Fette dienen als Geschmacksträger und sorgen für ein lang anhaltendes und tiefgehendes Sättigungsgefühl.
- Fette liefern die doppelte Menge an Kalorien und Energie wie Kohlenhydrate und dienen der grundlegenden Energieversorgung unseres Körpers.
- Fette speichern fettlösliche Toxine und Giftstoffe aus der Umwelt, um unsere lebenswichtigen Organe und das Gehirn vor Schäden zu schützen.

Interessant zu wissen: Kleine Mengen Fett erhöhen die Nährstoffausbeute
In Untersuchungen konnte gezeigt werden, dass die Zugabe von nur einer halben Avocado oder 24 g Avocado-Öl in unserer Nahrung die Ausbeute an Karotin, einem zellschützenden Antioxidans, um das 7 – 15-fache steigern kann. Auch der Vitamin-A-Spiegel wird dadurch verbessert. Eine kleine Menge gesunder Fette zu den Mahlzeiten erhöht also die Ausbeute der (fettlöslichen) Nährstoffe aus unseren Nahrungsmitteln!

Wir brauchen die richtigen Fette

Statt herkömmlicher Industriefette, die einen langen Verarbeitungsprozess hinter sich haben und alles andere als gesund sind, brauchen wir neben den essentiellen Omega-3-Fettsäuren[3], vor allem rohe gesättigte Fettsäuren. An

3 Auch Omega-6-Fettsäuren zählen zu den essentiellen Fettsäuren, weil unser Körper sie nicht selbst herstellen kann. Doch die heute übliche Ernährung liefert verhältnismäßig viele Omega-6-Fettsäuren, was sich negativ auf das Verhältnis von Omega-3- zu Omega-6-Fettsäuren auswirkt. Dieses Verhältnis sollte idealerweise bei 1 : 1 maximal 1 : 4 liegen. Wir sollten also maximal 4-mal so viele Omega-6-Fettsäuren wie Omega-3-Fettsäuren zu uns nehmen. In unserer heutigen Ernährungsweise kommen wir jedoch meistens auf ein Verhältnis von 1 : 20 bis 1 : 40! Um hier in ein physiologisches Gleichgewicht zu kommen, sollten wir auf eine ausreichende Versorgung mit Omega-3-Fettsäuren achten und gleichzeitig den

dieser Stelle werden sicher einige Leser verwundert mit dem Kopf schütteln. Gesättigte Fette gelten schließlich als ungesund und als einer der Hauptrisikofaktoren für die Gefäßerkrankung Arteriosklerose und andere Herz-Kreislauf-Erkrankungen. Dabei besteht die menschliche Muttermilch zu einem hohen Anteil aus gesättigten Fetten (über 90 % der darin enthaltenen Fette sind gesättigte Fette!) und nur eine kleine Menge an mehrfach ungesättigten Fettsäuren. Unumstritten liefert menschliche Muttermilch alles, was das Baby für eine gesunde Entwicklung braucht. Doch sind gesättigte Fette vielleicht nur im Wachstum wichtig?

Naturvölker, wie die Bewohner der Südseeinseln Polynesiens oder der Pukapuka-Inseln, deckten ihre Kalorienzufuhr zu mehr als 60 % durch Kokosnüsse. Kokosnüsse bestehen zu ca. 94 Prozent aus gesättigten Fettsäuren. Dennoch erfreuten sich die Inselbewohner bester Gesundheit. Der amerikanische Zahnarzt Dr. Price[4] konnte bei seinen Forschungsreisen zu Beginn des 20. Jahrhunderts beobachten, dass die Menschen mit einem hohen

---

Verzehr von Omega-6-Fettsäuren einschränken. Im weißen Smoothie verwenden wir Zutaten, die diesen Ansprüchen gerecht werden. Dazu später mehr.

4 Der Zahnarzt Dr. Weston Price machte sich zu Beginn des 20. Jahrhunderts auf den Weg zu den entlegensten Völkern der ganzen Welt, um herauszufinden, was die Ursachen für den fortschreitenden Zerfall der Gesundheit waren, den er bei seinen Patienten in Amerika, einem der zivilisiertesten Länder seiner Zeit, mit Schrecken beobachten musste. Er setzte sich zum Ziel, nach den Ursachen der verlorenen Gesundheit zu suchen. Und wo sonst sollte er sie finden, wenn nicht außerhalb der modernen Zivilisation bei Völkern, die noch im Einklang mit der Natur lebten. Er begab sich auf eine Reise, die ihn über viele Jahre zu den letzten natürlich lebenden Völkern der Erde führte.

Price besuchte die in Alaska lebenden Eskimos, reiste zu den Indianern Kanadas, lebte mit den Ureinwohnern Australiens, wohnte längere Zeit bei den Bergvölkern in den Hochtälern der Schweiz in nur extrem schwer zugänglichen Dörfern, erforschte die Lebensweise der Maoris in Neuseeland, stattete den Inselbewohnern der Südsee einen Besuch ab und begab sich zu den Völkern in den asiatischen Regenwäldern. Er reiste zu weit abgelegenen Stämmen in Afrika, machte Bekanntschaft mit den alten Kulturen von Peru und untersuchte auch die Hebriden auf ihre Lebensgewohnheiten.

Damals hatte Dr. Price noch die Möglichkeit, auf natürlich lebende Völker zu treffen, die gerade erst mit den Fortschritten der Zivilisation in Berührung kamen. So konnte er den direkten Vergleich anstellen zwischen den Menschen, die ihrer ursprünglichen Ernährungs- und Lebensweise treu geblieben waren und anderen, die den Verlockungen der modernen Zivilisation nicht widerstehen konnten oder wollten. Bereits damals eroberten weiße denaturierte Auszugsmehle, raffinierter Haushaltszucker und andere moderne Nahrungs- und Genussmittel die Welt.

Anteil an gesättigten Fettsäuren in ihrer Ernährung gesund, schlank, leistungsfähig, kräftig und frei von Arteriosklerose waren, solange sie ihre traditionellen Ernährungsgewohnheiten beibehielten. Inzwischen kommen auch immer mehr Forscher wie z. B. Dr. Nicolai Worm[5], Dipl. oec. troph. Ulrike Gondor[6] oder der Biochemiker Christian Dittrich-Opitz[7] der zu der Erkenntnis, dass gesättigte Fette aus natürlichen Lebensmitteln kein Risikofaktor für Erkrankungen der Gefäße und des Herz-Kreislauf-Systems darstellen, sondern dass hauptsächlich denaturierte Fette, Zucker und Weißmehl eine viel große Bedrohung darstellen.

Gut zu wissen: Gesättigte Fettsäuren kommen (außer in Kokosnüssen und Palmfrüchten bzw. Palmkernfrüchten) vor allem in tierischen Nahrungsmitteln vor. Zusätzlich enthalten diese auch viele mehrfach ungesättigte

---

Die Entdeckungen von Dr. Price waren eindeutig: Dort, wo man sich noch ursprünglich und traditionell ernährte, war die Bevölkerung leistungsfähig, frei von Degenerationserscheinungen, nahezu immun gegen Karies und verfügte über korrekt ausgebildete Kiefer- und Beckenknochen. Diese Menschen waren nicht nur vollkommen gesund, sondern auch harmonisch in ihrem Erscheinungsbild, freundlich, friedlich, naturverbunden und lebensfroh. Anders sah es hingegen bei denjenigen aus, die aus ihren Dörfern in größere Städte umgesiedelt und so in Kontakt mit der Zivilisationskost gekommen waren. Hier gab es dieselben gesundheitlichen Probleme wie in Amerika, der Zahnverfall war teilweise dramatisch, die Gewaltbereitschaft und die allgemeine Unzufriedenheit stieg.

Bei all seinen Reisen stellte Price genaue Forschungen an. Er fotografierte die Menschen mit weit geöffnetem Mund, um die Entwicklung der Kiefer und Zahnreihen zu vergleichen. Er nahm Proben ihrer Nahrung, die er in amerikanischen Labors analysieren ließ. Dabei ergab sich folgende Gemeinsamkeit: Egal, ob sich die Völker vor allem von tierischen Nahrungsmitteln oder vorwiegend von pflanzlichen Lebensmitteln ernährten, ihre Ernährung enthielt immer einen hohen Anteil roher gesättigter Fette. Und dennoch – oder gerade deswegen (?) – erfreuten sich die Naturvölker bester Gesundheit! Übergewicht, Fettleibigkeit, Muskel- und Knochenschwund wie auch Zahnverfall und andere Degenerationserscheinungen kamen so gut wie nie vor! Das, was wir heute allgemein als „Zivilisationserkrankungen" bezeichnen, war bei keinem natürlich lebenden Volk bekannt.

Eine spannende Zusammenfassung der Forschungsergebnisse von Dr. Price findet sich in dem Buch „Gefährdete Menschheit – Ursache und Verhütung der Degeneration" von A. Haller.

5 www.nicolai-worm.de

6 www.ugonder.de

7 www.befreite-ernaehrung.de/index.php/christian-opitz

Fettsäuren, die beim Erhitzen leicht oxidieren. Dabei entstehen Molekülverbindungen, die schädlich für unsere Zellen sind. Wenn tierische Produkte gebraten, gebacken, frittiert oder gegrillt werden, sind sie nicht mehr förderlich, sondern belastend und damit schädlich für unsere Gesundheit. Das liegt jedoch nicht, wie fälschlicherweise angenommen wurde, an ihrem Gehalt an gesättigten Fettsäuren, sondern an ihrem hohen Gehalt an mehrfach ungesättigten Fettsäuren, bei deren Erhitzung schädliche Substanzen entstehen. Zudem enthalten herkömmliche tierische Produkte aus Massentierhaltung und Überzüchtung enorme Mengen an Hormonen und Medikamenten. Außerdem entsteht aufgrund einer nicht artgerechten Fütterung ein ungünstiges Verhältnis zwischen Omega-3- und Omega-6-Fettsäuren. Es gibt also genügend Gründe, weshalb der Verzehr von Fleisch, Fisch und anderen tierischen Nahrungsmitteln bedenklich sein kann. Die gesättigten Fette als solche spielen dabei jedoch keine Rolle – wie immer mehr Wissenschaftler anerkennen und Studien belegen.[8]

Keine Angst vor gesättigten Fetten

In den 50er Jahren des vergangenen Jahrhunderts stellte der Forscher Ancel Keys[9] einen direkten Zusammenhang zwischen einem erhöhten Cholesterinspiegel im Blut und dem Auftreten von Herz-Kreislauf-Erkrankungen fest. Durch die von der Sojaöl- und Margarineindustrie in Auftrag gegebenen Studien gerieten cholesterinreiche Lebensmittel, die oft auch viele gesättigte Fette enthalten, in Verruf. Die daraufhin entwickelte „Lipid-Hypothese" öffnete den Herstellern von Sojaöl und Margarine die Tür zu hervorragenden Verkaufszahlen, indem sie die Bevölkerung vor dem Verzehr gesättigter Fette warnte. Anstelle von Butter wurde nun der Konsum von künstlich gehärteten Pflanzenölen wie z. B. Margarine empfohlen.

Obwohl seit der Erscheinung der Lipid-Hypothese immer wieder betont wird, wie schädlich gesättigte Fette und cholesterinhaltige Nahrungsmittel sind, gibt es dafür keine eindeutigen Beweise. In den vergangenen Jahrzehnten ist die Anzahl an Herz-Kreislauf-Erkrankungen dramatisch angestiegen, gleichzeitig jedoch ist der Konsum an gesättigten Fetten beträchtlich

8 www.ncbi.nlm.nih.gov/pubmed/20071648, www.bmj.com/content/346/bmj.e8707

9 www.de.wikipedia.org/wiki/Ancel_Keys

zurückgegangen, weshalb diese dafür logischerweise nicht verantwortlich sein können. Während dieser Zeitspanne stieg jedoch gleichzeitig der Konsum von raffinierten Kohlenhydraten (insbesondere in Form von Zucker und Weißmehlerzeugnissen) sowie von billig hergestellten Pflanzenölen und Transfetten erheblich an.

Einen sehr anschaulichen Vortrag zu diesem Thema mit Hinweisen auf zahlreiche Studien finden Interessierte unter: www.youtube.com/watch?v=7Df3w29d3fA

Gut zu wissen: Künstlich erzeugte Transfette zählen laut Aussagen von Experten zu den schädlichsten Substanzen in unserer heutigen Ernährung! Sie wirken sich extrem negativ auf den Cholesterin-Spiegel aus und gelten als einer der Hauptfaktoren für Fettablagerungen in den Blutgefäßen und die damit in Verbindung gebrachte Gefäßkrankheit Arteriosklerose. Diese kann im schlimmsten Fall zu Herzinfarkten und Schlaganfällen führen. Auch andere Herzkreislauf-Erkrankungen wie Bluthochdruck, die Entstehung einer Fettleber und eine daraus resultierende Leberzirrhose können durch den Verzehr von Transfetten begünstigt werden.[10] Übergewicht und vorzeitige Alterserscheinungen gehören im Vergleich dazu noch zu den „harmloseren" Folgen von Transfettsäuren. Der Körper benötigt bis zu zwei Jahren, um aufgenommene Transfettsäuren unter enormem Energieaufwand wieder abzubauen und auszuleiten! Währenddessen sterben unzählige Zellen an den Folgen einer regelrechten „Verfettung".

Künstliche Transfette entstehen bei der starken Erhitzung von Pflanzenölen durch Anbraten und Frittieren, aber auch bei der künstlichen Härtung flüssiger Pflanzenöle für die Herstellung von streichfesten Fetten wie Margarine. Während dieses Vorgangs werden sozusagen auf künstliche Weise gesättigte Fette produziert. Von natürlich vorkommenden gesättigten Fettsäuren unterscheiden sie sich lediglich in der spiegelverkehrten Anordnung von Molekülen. Aufgrund der starken Ähnlichkeit versucht der Körper sie dann, ebenso wie natürliche gesättigte Fettsäuren in seine Zellwände einzubauen. Dort können sie jedoch nicht die gleichen Aufgaben erfüllen – im

10 www.science.sciencemag.org/content/126/3276/698.2.extract

Gegenteil, die Transfette verkleben sozusagen die Zellwände und verursachen dadurch erhebliche Stoffwechselprobleme.

Unserer Gesundheit zuliebe sollten wir Transfette, so gut es geht, meiden. Im Klartext bedeutet das:

- frittierte Produkte wie Chips, Pommes Frites, Chickenwings, Fischstäbchen und alles, was in der Fritteuse mit herkömmlichem Frittierfett zubereitet wurde, meiden
- angebratene, gegrillte und gebackene Nahrungsmittel meiden
- zum Erhitzen nur „stabile" (gesättigte) Fette wie Ghee, Kokosfett, nachhaltig gewonnenes Palmöl oder Schmalz verwenden und keine bei Zimmertemperatur flüssigen Pflanzenöle oder herkömmliche Backfette!
- Fertigprodukte meiden, in denen „gehärtete Fette", „pflanzliche Fette, z. T. gehärtet" usw. als Zutat aufgelistet ist! Besonders kritisch sind Margarine, Süßigkeiten und Backwaren (insbesondere Blätterteig)

Dank der modernen Ernährungsforschung wissen wir heute, dass der Cholesteringehalt von Lebensmitteln bei gesunden Menschen keinen nennenswerten Einfluss auf den Cholesterinspiegel im Blut hat, weil der Körper die Eigenproduktion und die Ausscheidung von Cholesterin an die Verzehrmenge von cholesterinhaltigen Lebensmitteln anpasst. In den Ernährungsrichtlinien der USA, den „Diatery Guidlines", wird dem Nahrungscholesterin deshalb seit 2015 keine Bedeutung mehr beigemessen. Aus unserer Sicht wird Cholesterin allerdings dann problematisch, wenn es oxidiert. Das passiert zum Beispiel dann, wenn cholesterinhaltige Nahrungsmittel stark erhitzt werden. Dabei entstehen Stoffe, die dazu tendieren, sich an den Wänden der Blutgefäße abzulagern. Wir empfehlen deshalb, cholesterinhaltige Nahrungsmittel nur schonend zu erwärmen (z. B. durch Dampfgaren oder Kochen bei niedrigen Temperaturen), statt diese stark zu erhitzen (wie z. B. beim Braten, Grillen, Frittieren oder Backen).

Auch die Rolle der gesättigten Fettsäuren wird mittlerweile aus einem anderen Blickwinkel betrachtet. Forscher aus Harvard und Stanford werteten im Rahmen einer Metaanalyse von 2010 die Daten neu aus, auf denen die Cholesterinhypothese bisher beruhte. Dabei konnte kein eindeutiger Zusammenhang zwischen der Entstehung von Arteriosklerose und einem hohen Verzehr von gesättigten Fettsäuren beobachtet werden. Auch stellte der Verzicht auf gesättigte Fettsäuren keinen sicheren Schutz vor Arteriosklerose dar. Diese Erkenntnisse werden nun in der Fachwelt heiß diskutiert.

Diese Zusammenhänge werden sehr schön in diesem Kurzvideo dargestellt: www.youtube.com/watch?v=MT32whSXBWI

Und wer jetzt immer noch Angst vor gesättigten Fetten hat, sollte sich diese Aussagen einer Ärztin zum Thema gesunde Fette nicht entgehen lassen: www.youtube.com/watch?v=wEW5OorewdU

Wer sich gerne intensiver mit dieser Thematik auseinander setzen möchte, dem seien folgende Dokus empfohlen:

- Cholesterin, der große Bluff: anzusehen unter: www.youtube.com/watch?v=xmE8-Pk2vRw&t=2606s
- Die Cholesterin-Lüge: anzusehen unter: www.youtube.com/watch?v=Yavelc0amX4

Auch in unserem Artikel „Cholesterin – gesund oder schädlich?“ finden Interessierte mehr Informationen zum Thema. (zu lesen unter: www.inspiriert-sein.de/cholesterin-gesund-oder-schaedlich).

Die besondere Bedeutung von rohen gesättigten Fetten

Unserer Einschätzung nach sind gesättigte Fette nicht nur unbedenklich, sondern sogar äußerst wertvoll für unsere Gesundheit, sofern sie in naturbelassen und unerhitzt zugeführt werden. Rohe gesättigte Fette sind sehr wichtig für eine optimale Versorgung unserer Zellen mit Nähr-,Vitalstoffen und Wasser. Sie werden auch für die Bildung von Hormonen und anderen Botenstoffen benötigt und spielen eine wichtige Rolle bei der Aufnahme und Verwertung von Vitaminen und Mineralien. In der heutigen Zeit sind sie zudem besonders interessant, weil sie in der Lage sind, fettlösliche Umweltgifte wie z. B. Schwermetalle in unserem Körper zu binden. Solche Toxine nehmen wir mit der Nahrung, dem Trinkwasser, der Atemluft und über den Kontakt mit Kosmetika und Textilien sowie Zahnfüllungen auf. Um lebenswichtige Organe zu schützen, werden sie im Körperfettgewebe eingelagert. Rohe gesättigte Fettsäuren sind in der Lage, diese Toxine aufzunehmen und auszuleiten. Durch die regelmäßige Zufuhr kann sich der Körper nach und nach davon befreien. Besteht jedoch ein Mangel an rohen gesättigten Fettsäuren, wird die Ausscheidung erschwert bzw. behindert.

Vor einer Gewichtszunahme durch eine verstärkte Aufnahme roher gesättigter Fette braucht man sich übrigens nicht zu fürchten. Im Gegensatz zu erhitzten Fettsäuren liefern rohe gesättigte Fette die für ihre Verdauung benötigten Enzyme und können deshalb sehr gut verstoffwechselt werden und als Energiequelle genutzt werden.

Interessant zu wissen: Kalorien machen nicht dick?
Es klingt logisch, dass wir an Gewicht zunehmen, wenn wir mehr Kalorien zu uns nehmen als wir verbrauchen. Untersuchungen zeigen jedoch, dass unser Körpergewicht nicht allein von der Energiebilanz abhängt. Die sogenannte „Primal Diet" nach Aajonus Vonderplanitz führt zum Beispiel zu einer deutlichen Verringerung des Körperfettanteils, obwohl täglich eine sehr hohe Kalorienmenge aufgenommen wird. Hierbei werden jeden Tag unglaubliche Mengen an rohen Eiern und Rohmilchbutter gegessen, die Teilnehmer nehmen zwischen 5000 und 7000 Kalorien zu sich und verringern dabei sogar ihren Körperfettanteil (die durchschnittliche Empfehlung für einen erwachsenen Menschen mit normalem Körpergewicht liegt bei etwa 1800 – 2700 Kalorien)!

Hochwertige, naturbelassene Nahrungsmittel können vom Körper anscheinend ganz anders verstoffwechselt werden als Kalorien aus denaturierter Nahrung. Eine Ernährung, die reich an rohen gesättigten Fetten ist, hat eine vollkommen andere Wirkung auf unseren Hormonhaushalt als eine Ernährungsweise, die z. B. viele schnell verfügbare Kohlenhydrate wie Zucker und Weißmehlprodukte liefert. Einfache Kohlenhydrate führen zu einer hohen Ausschüttung von Insulin, das als „anaboles" (= Gewebe aufbauendes) Hormon gilt. Wer regelmäßig einfache Kohlenhydrate zu sich nimmt und damit jedes Mal eine starke Insulinausschüttung provoziert, läuft Gefahr, verstärkt Körperfett einzulagern! Nimmt man hingegen hochwertige Fette als primäre Energiequelle zu sich, vermeidet man die massive Ausschüttung von Insulin und kann sogar seinen Körperfettanteil verringern.

In der Tiermast sind diese Zusammenhänge längst bekannt, und so käme ein Schweinezüchter niemals auf die Idee, seine Tiere mit rohen gesättigten Fetten zu füttern, weil man die Tiere damit nicht mästen kann. In der Schweinemast werden Futtermittel verwendet, die eine schnelle und massive Gewichtszunahme ermöglicht. Das sind in erster Linie einfache Kohlenhydrate und denaturierte, erhitzte Fette.

Beim Erhitzen von Fetten werden wichtige Enzyme zerstört, die für die Verdauung und Aufspaltung der Fette in Fettsäuren benötigt werden. Erhitzte Fette werden deshalb von unserem Körper nur unzureichend in Energie umgewandelt, mit der Folge, dass sie im Unterhautfettgewebe eingelagert werden. Übergewicht ist nicht das Resultat vom Genuss roher gesättigter Fette, sondern entsteht durch ein Übermaß an erhitzten Fetten, Transfetten und einfachen, leicht verdaulichen Kohlenhydraten aus leeren Kalorienträgern wie Zucker und Weißmehl.

Viele Gesundheits- und Ernährungsexperten empfehlen sogar die Zufuhr roher gesättigter Fettsäuren umso stärker zu erhöhen, je mehr man abnehmen und den Körperfettanteil reduzieren möchte. Frau Dr. med. Barbara Miller[11], eine in der Rohkostszene bekannte Ärztin, hat in einem Interview anlässlich der dritten Lebensenergiekonferenz erwähnt, dass Menschen, die gerne abnehmen möchten, täglich bis zu acht Esslöffel Kokosöl essen sollten. Der hohe Gehalt an rohen gesättigten Fetten (insbesondere an mittelkettigen Triglyceriden) im Kokosöl stimuliere den Körper, seine benötigte Energie hauptsächlich durch die Verbrennung von Fettsäuren zu generieren, vor allem dann, wenn gleichzeitig weniger schnell verdauliche Kohlenhydrate gegessen werden.

---

11 www.millermed.de

Halten wir fest: Gesättigte Fette sind deutlich besser als ihr Ruf. Sie sind für viele Prozesse in unserem Körper wichtig bzw. sogar notwendig. Auch die Fettsäuren in der Muttermilch liegen zu über 90 % in roher gesättigter Form vor und sind essentiell für das gesunde Wachstum des Kindes, insbesondere für die Entwicklung des Gehirns und des Nervensystems. In der Ernährung ursprünglich lebender Naturvölker, unabhängig von ihrer klimatischen Umgebung und der Auswahl ihrer Lebensmittel, spielte der Verzehr roher gesättigter Fette stets eine wichtige Rolle.

Der Ernährungsexperte Christian Dittrich-Opitz[12] hat die Erfahrung gemacht, dass Klienten, die auf eine ausreichende Zufuhr von rohen gesättigten Fetten achten und zugleich minderwertige Fettquellen meiden, ihren Heißhunger und die Lust auf ungesunde Dinge mit der Zeit ganz verlieren. Er betrachtet rohe gesättigte Fette daher als notwendige Bedingung und Voraussetzung für eine tiefgehende zelluläre Sättigung und empfiehlt sie als täglichen Bestandteil einer gesunden Ernährung. Auch wir können diese Erfahrung bestätigen!

Die positiven Auswirkungen roher gesättigter Fette im Überblick:

- Unsere Zellmembranen bestehen zur Hälfte aus gesättigten Fetten. Die regelmäßige Zufuhr roher gesättigter Fettsäuren ist deshalb wichtig für die Regeneration und Neubildung der Zellen. Auch für unsere Herzgesundheit sind gesättigte Fette unerlässlich.
- Rohe gesättigte Fette in naturbelassener Form stärken das Immunsystem, wirken antibakteriell und schützen gegen Viren.
- Damit Kalzium in Knochen und Zähne eingebaut werden kann, müssen ausreichend gesättigte Fette vorhanden sein.
- Gesättigte Fettsäuren helfen bei der Verwertung essentieller Omega-3-Fettsäuren.

12 www.befreite-ernaehrung.de/index.php/christian-opitz

- Gesättigte Fettsäuren sind wichtig für die Bildung von Hormonen und anderen Botenstoffen. Sie sorgen unter anderem für einen ausgewogenen Testosteronspiegel.
- Gesättigte Fette helfen bei der Ausleitung von Schwermetallen und anderen fettlöslichen Giftstoffen. Zudem stärken sie die Leber, da sie deren Entgiftungsfunktion unterstützen.
- Rohe gesättigte Fette sorgen für eine bessere Wasserversorgung (Hydrierung) der Zellen und mindern so eine zelluläre Dehydrierung und ein damit einhergehendes übermäßiges Durstempfinden.
- Rohe gesättigte Fettsäuren versorgen den Körper mit lebenswichtigen Vitaminen und verhindern dadurch Heißhungerattacken sowie Gelüste auf ungesunde Dinge, die sehr häufig durch einen Vitalstoffmangel erzeugt werden.
- Rohe gesättigte Fettsäuren unterstützen die Gewichtsabnahme und steigern den Fettstoffwechsel und die Fettverbrennung.

Weiße Smoothies als Lieferanten für gesunde Fette
Einer der wichtigsten Bestandteile von weißen Smoothies sind rohe gesättigte Fette (entweder aus der Kokosnuss oder aus Rohmilchbutter), die in unserer heutigen Ernährungsweise oft nur unzureichend vorhanden sind. Darüber hinaus enthalten weiße Smoothies Zutaten mit einem idealen Verhältnis an Omega-3 und Omega-6-Fettsäuren, wie z. B. Hanfnüsse oder Eier, die vor allem für unser Nervengewebe wichtig sind. Entsteht ein Mangel an diesen oder anderen essentiellen Nähr- und Vitalstoffen, kann das der Auslöser für Heißhungerattacken und Gelüste auf fettreiche (und meistens ungesunde) Dinge wie Kartoffelchips, Schokolade, Pommes, Hamburger usw. sein.

Weiße Smoothies können uns bei regelmäßigem Genuss von solchen ungesunden Gelüsten befreien. Zum einen dadurch, weil sie viele wichtige Vitalstoffe liefern, die in der heutigen Ernährung oft zu kurz kommen, und zum anderen, weil sie den Wasserhaushalt unserer Zellen verbessern. Nur, wenn die Zellwände alle die für ihren Aufbau notwendigen Fettsäuren erhalten, können sie das Wasser in ihrem Inneren speichern. Fehlen solche

Fettsäuren, ist es für die Zelle nicht möglich, den inneren hydrostatischen Druck aufrecht zu erhalten, das Wasser „sickert" praktisch aus dem Inneren nach Außen und dadurch gehen auch wichtige Elektrolyte und andere Stoffe verloren! Für einen gesunden Wasserhaushalt reicht es deshalb nicht aus, einfach nur genügend Wasser zu trinken und alle benötigten Mineralstoffe aufzunehmen. Unsere Zellwände müssen auch intakt sein, damit die Zelle das Wasser in ihrem Inneren speichern kann und dazu benötigen diese auch bestimmte Fettsäuren, die der weiße Smoothie liefert. Zudem haben diese darin enthaltenen Fettsäuren eine zellulär entgiftende Wirkung. Fettlösliche Gifte können durch eine ausreichende Zufuhr an rohen gesättigten Fetten gelöst, aufgenommen und ausgeschieden werden. Ein ungemeiner Gewinn in der heutigen mit Umweltgiften stark belasteten Zeit.

Interessant zu wissen: Kokosöl und MSM zur sanften und effektiven Schwermetallausleitung

Schwermetalle stellen eine massive Bedrohung und Gefahr für unsere Gesundheit und unsere Vitalität dar. Sie wirken neurotoxisch und schädigen vor allem das Nervensystem und das Gehirn. Aufgrund ihrer elektrischen Leitfähigkeit stören sie die Kommunikation unserer Nervenzellen, sie bilden die Grundlage für Parasiten, bringen unsere Enzymsysteme durcheinander und werden mit chronischen Erkrankungen wie Multiple Sklerose, Alzheimer, Parkinson, Krebs, psychisch-neurologischen Erkrankungen, Depressionen, Antriebslosigkeit, Energiemangel, chronischer Müdigkeit, Gelenkproblemen und rheumatischen Beschwerden in Verbindung gebracht.

Da Schwermetalle über die Luft, das Trinkwasser, Nahrungsmittel, Kosmetika, Zahnfüllungen und viele andere Wege in unseren Körper gelangen, haben wir in der heutigen Zeit keine Chance, ihnen vollständig aus dem Weg zu gehen.

Leider sind die Möglichkeiten, diese nicht organischen Metallverbindungen auszuscheiden, stark begrenzt. Unser Körper ist bei der Entgiftung von Schwermetallen, die in dieser Form natürlicherweise nicht in unserem Organismus vorkommen und daher fremd für ihn sind, auf unsere Mithilfe angewiesen.

Bei der inzwischen recht bekannt gewordenen Methode zur Schwermetallausleitung nach Dr. Klinghardt mit Chlorella, Koriander und Bärlauch werden vergleichsweise große Mengen an Neurotoxinen in kurzer Zeit mobilisiert. Besonders die Leber und die Nieren werden dabei stark gefordert. Wenn zeitgleich zu viele Gifte mobilisiert werden (das heißt, aus ihrer Einlagerung befreit werden und damit zurück in den Blutkreislauf gelangen), kann es zu massiven Entgiftungssymptomen kommen. Das ist nicht nur unangenehm, sondern kann auch die Gesundheit und Vitalität sehr negativ beeinflussen. Gerade für Menschen mit einem schlechten Gesundheitszustand kann diese Form der Schwermetallausleitung mit Nachteilen verbunden sein.

Sanfter und damit weniger belastend ist die Ausleitung von Schwermetallen mit Kokosöl und MSM (Methyl-Sulfonyl-Methan = organischer Schwefel). Während Kokosöl besonders leicht in die Mitochondrien, die Kraftwerke unsere Zellen, eindringen kann und dort die Schwermetalle fest an sich bindet, kann MSM auch die Bluthirnschranke überwinden und das Gehirn von den Toxinen befreien. Da Kokosöl Schwermetalle sehr effektiv bindet, können diese dann relativ leicht über den Darm ausgeschieden werden, ohne dass sie durch die Darmschleimhaut absorbiert werden und so wieder in den Blutkreislauf aufgenommen werden. Entgiftungssymptome, wie sie häufig bei der Ausleitung von Schwermetallen mit Chlorella, Bärlauch und Koriander vorkommen, sind damit so gut wie ausgeschlossen. Obwohl die Schwermetallausleitung mit Kokosöl und MSM etwas länger dauert als bei anderen Verfahren, ist sie trotzdem äußerst effektiv und hat den Vorteil, dass es zu keiner Belastung oder Beeinträchtigung des Körpers kommt, weil eine Rückvergiftung so gut wie ausgeschlossen ist. Ausführliche Informationen zu dieser Form der Schwermetallausleitung finden Sie in unserem Artikel „Schwermetallausleitung mit Kokosöl und MSM“, anzusehen unter: www.inspiriert-sein.de/schwermetalle-ausleiten-teil-3-schwermetallausleitung-mit-kokosoel-und-msm.

II. Aminosäuren – Die Bausteine des Lebens

Eiweiß als Quelle des Lebens

Eiweiß, auch Protein genannt, spielt eine wichtige Rolle für unsere Gesundheit und den Aufbau und die Regeneration unserer Zellen und Gewebe. Im Gegensatz zu den beiden anderen Makronährstoffen (Kohlenhydrate und Fette) wird Eiweiß, das wir über die Nahrung zuführen, nicht in erster Linie zur Energieversorgung des Körpers genutzt, sondern dient hauptsächlich als „Bausubstanz“ für unsere Zellen und Gewebe. Haut, Haare, Knochen, Knorpel, Bänder, Sehnen, Bandscheiben, Muskeln, Sekrete, Enzyme, Hormone und andere Botenstoffe werden aus Eiweiß bzw. aus Aminosäuren, den kleinsten Eiweißbausteinen, zusammengesetzt und hergestellt. Rund 20 % unserer Gesamtkörpermasse bestehen aus Eiweiß!

In unserem Körper werden ständig alte Zellen und Gewebe abgebaut und durch neue ersetzt. Dazu benötigen wir freie Aminosäuren, die der Körper aus dem Eiweiß aus der Nahrung gewinnt. Auch zur Herstellung von sämtlichen körpereigenen Botenstoffen, Hormonen, Wachstums-, Entzündungs- und Immunfaktoren werden Aminosäuren benötigt. Dazu brauchen wir einen regelmäßigen Nachschub an Eiweiß durch unsere Ernährung.

Darüber hinaus übernehmen Proteine viele wichtige Aufgaben in unserem Körper. Sie sind beteiligt an der Kommunikation zwischen unseren Zellen (Signalproteine), sie dienen als Transportmittel (Transportproteine) für andere Nährstoffe, Stoffwechselprodukte und Toxine, helfen den Säuren-Basen-Haushalt zu regulieren (Pufferproteine), sie steuern die Zellteilung, stimulieren das Immunsystem, sind wichtig für die Blutgerinnung und sorgen dafür, dass unsere Muskulatur aufgebaut und regeneriert wird. Proteine sind sozusagen die Essenz des Lebens, ohne die das Leben sofort erlöschen würde.

Bei der Verdauung wird Eiweiß in seine kleinsten Bestandteile, die Aminosäuren, zerlegt, die unser Körper dann für die unterschiedlichsten Aufgaben nutzen kann. Da acht der 22 für den Menschen wichtigen Aminosäuren vom Körper nicht selbst hergestellt werden können, ist es notwendig und essentiell, diese regelmäßig mit der Nahrung aufzunehmen. Deshalb bezeichnet man diese acht Aminosäuren auch als essentielle Aminosäuren!

Aus diesen 21 Aminosäuren baut der Körper alle Strukturen und körpereigenen Stoffe auf:	Zu den 8 essentiellen Aminosäuren, die der Körper nicht selbst herstellen kann, zählen:
• Alanin	• Isoleucin
• Arginin	• Leucin
• Asparagin	• Lysin
• Asparaginsäure	• Methionin
• Cystein	• Phenylalanin
• Glutamin	• Threonin
• Glutaminsäure	• Tryptophan
• Glycin	• Valin
• Histidin	
• Isoleucin	
• Leucin	
• Lysin	
• Methionin	
• Phenylalanin	
• Prolin	
• Serin	
• Selenocystein	
• Threonin	
• Tryptophan	
• Tyrosin	
• Valin	

Eiweißmangel hat gravierende Folgen

Eiweiß hat in der menschlichen Ernährung eine ganz klare Sonderstellung unter den Makronährstoffen. Im Vergleich zu Kohlenhydraten und Fetten benötigen wir zwar mengenmäßig nur sehr wenig Protein, die regelmäßige

Zufuhr über die Nahrung ist jedoch von zentraler Bedeutung und steht bei der Nährstoffversorgung an erster Stelle! Ein Mangel an lebenswichtigen Aminosäuren hat gravierende Folgen, weil der Körper ständig Aminosäuren benötigt, um Zellen und Gewebe aufzubauen und zu regenerieren und lebenswichtige Hormone und Botenstoffe herzustellen.

Wenn die Geweberegeneration aufgrund eines Eiweißmangels gehemmt wird, kommt es zu einem Abbau von Muskelmasse. Der Körper beginnt dann, seine eigene Muskelmasse zu verstoffwechseln und zu verdauen, um daraus die essentiellen Aminosäuren zu gewinnen. Als nächstes kommt es zu einem Abbau der kollagenen Knochensubstanz und dann werden die Eiweißstrukturen der Blutgefäße und der inneren Organe aufgelöst. Der Körper verdaut und verstoffwechselt seine eigenen Zellen und Gewebe, man spricht auch vom „Autokannibalismus".

Bei einem nahrungs- oder verdauungsbedingten Eiweißmangel leiden nicht nur die Regenerations- und Aufbauprozesse der Muskeln, sondern auch die der Zellen des Immunsystems, der Blutgefäße und Blutkörperchen, der Knochen und Gelenkknorpel, der Häute und Schleimhäute, Bänder und Sehnen. Es kommt zu Abmagerung und Auszehrung (Kachexie), Muskelschwund (Atrophie) und einer Abnahme der Knochenmasse. Solche Abbauvorgänge können auf den ersten Blick unerkannt bleiben, wenn die schwindenden Muskeln z. B. bei übergewichtigen und fettleibigen Personen von einer übermäßigen Schicht an Unterhautfettgewebe verdeckt wird.

Da Aminosäuren auch am Aufbau von Immun- und Abwehrstoffen, Neurotransmittern, Enzymen und Peptidhormonen beteiligt sind, kommt es im fortgeschrittenen Stadium eines Eiweißmangels auch häufig zu einem anfälligen Immunsystem, einem Schwächegefühl, chronischer Müdigkeit, Antriebslosigkeit, sexueller Lustlosigkeit und einem allgemeinen Schwinden der körperlichen und geistigen Kräfte. Im Großen und Ganzen könnte man sagen, dass eine länger anhaltende Unterversorgung mit Eiweiß zu einem schleichenden Verfall der Gesundheit führt, der letztendlich sogar tödlich enden kann.

Zu viel Eiweiß ist ebenfalls schädlich

Doch nicht nur ein Eiweißmangel schadet dem Körper, auch zu viel Eiweiß hat eine schädliche Wirkung. Eine zu hohe Eiweißversorgung („Eiweißmast") kann ebenfalls sehr negative gesundheitliche Auswirkungen nach sich ziehen. Jegliches Übermaß an Protein muss abgebaut und ausgeschieden werden. Dabei entstehen „Abfallstoffe", wie z. B. Säuren, die durch den Abbau schwefelhaltiger Aminosäuren anfallen, sowie giftige Stickstoffverbindungen, wie Ammoniak, die im Körper zu oxidativem Stress und Ablagerungen im Bindegewebe führen. Die Leber und die Nieren werden durch einen dauerhaften Eiweißüberschuss überlastet und geschädigt und es kommt mit der Zeit zu regelrechten Vergiftungserscheinungen.

Interessant zu wissen: Ein Übermaß an Eiweiß wird in Verbindung gebracht mit:

- Übersäuerung des Körpers
- Verschlackung des Bindegewebes
- Übergewicht
- Insulinresistenz
- Diabetes Typ 2
- Arteriosklerose
- Bluthochdruck
- vorzeitiger Alterung
- Nierenschäden
- Leberüberlastung
- Verdauungsproblemen

Wir essen zu viel Eiweiß ...

Die heute übliche Ernährung liefert 20 – 40 % Eiweiß. Das meiste davon nehmen wir zu uns in Form von erhitzten tierischen Proteinen aus Fleisch, Fisch, Wurst, Eiern, Milch und Käse usw. Dabei ist der Verzehr von tierischem Eiweiß, insbesondere von erhitztem und denaturiertem tierischem Eiweiß, besonders problematisch (dazu gleich mehr). Unsere durchschnittliche Eiweißzufuhr liegt deutlich über den offiziellen Empfehlungen der WHO, die besagen, dass maximal 10 % unserer Gesamtkalorienmenge aus Eiweiß bestehen sollten. Trotzdem leiden die meisten Menschen an einer Unterversorgung mit essentiellen Aminosäuren. Wie ist das möglich?

... und leiden trotzdem an einem Eiweißmangel

Obwohl wir im Schnitt rein mengenmäßig deutlich mehr Eiweiß zu uns nehmen, als wir benötigen, leiden viele Menschen an einer chronischen Unterversorgung mit essentiellen Aminosäuren. Das kommt daher, weil wir zu viel von den falschen Eiweißquellen essen und nur einen geringen Anteil des zugeführten Eiweißes für den Aufbau körpereigener Substanzen verwerten können.

Wir essen zu viel von dem falschen Eiweiß

Wie wir gesehen haben, stammen die meisten Eiweißquellen aus tierischen Nahrungsmitteln. Die übermäßige Zufuhr von tierischen Proteinen stellt im Gegensatz zu pflanzlichem Eiweiß eine starke Belastung für unseren Körper dar. Pflanzeneiweiß ist in der Regel leichter zu verdauen und deutlich bekömmlicher als tierisches Eiweiß. Bei der Verstoffwechselung von Tierprotein fallen deutlich mehr schädliche und belastende Substanzen an, als bei pflanzlichen Eiweißquellen. Zudem kann ein Überschuss an Pflanzeneiweiß leichter wieder ausgeschieden werden. Eine übermäßige Zufuhr an tierischem Protein lagert sich im Körper ab und führt zu gesundheitsschädlichen „Eiweißschlacken". Das Bindegewebe, die Blutgefäße und Zellen verstopfen förmlich aufgrund unserer tierischen Eiweißmast.

Gut zu wissen: Damit Eiweiß richtig verdaut werden kann, muss genügend Magensäure gebildet werden. Durch die Magensäure werden komplexe Eiweißstrukturen in Aminosäuren aufgespalten. Wenn dieser Vorgang aufgrund eines Mangels an Magensäure nur unvollständig abläuft, gelangen unverdaute Proteine in den Darm. Als Folge davon kommt es im Darm zu Fäulnisprozessen, bei denen Leichengifte wie Cadaverin, Putrescin, Skatol, Thioäther, Mercaptane und Ammoniak entstehen. Ammoniak ist ein stark basisches Gas und eines der giftigsten Stoffe in unserem Körper. Ammoniak ist ungefähr 1000-mal so giftig und schädlich wie Alkohol.

Eiweiß aus pflanzlichen Nahrungsmitteln wie Getreide, Hülsenfrüchte und Gemüse ist normalerweise an Fruchtsäuren wie Vitamin C oder Zitronensäure gekoppelt, wodurch die Produktion bestimmter Enzyme angeregt wird, die für die Eiweißverdauung benötigt werden. Der Arzt Dr. Ulrich Strunz schreibt in seinem Buch „Der Gen-Code", dass pflanzliches Eiweiß aus diesem Grund bis zu 60-mal besser verdaut und verwertet werden kann als tierische Proteinquellen.

Die Forscherfamilie Wendt kam aufgrund ihrer über 30 Jahre andauernden Studie[13] zu dem Ergebnis, dass zu viel tierisches Eiweiß, insbesondere erhitztes tierisches Eiweiß zu einer Verstopfung und Verschlackung der Basalmembranen unseres Bindegewebes führt. Dadurch wird einerseits die Nährstoffaufnahme unserer Zellen blockiert und andererseits werden die zellulärem Entgiftungs- und Ausscheidungsfunktionen erschwert und behindert.

Auch hierzu äußert sich Dr. Ulrich Strunz in seinem Buch „Der Gen-Code" und erklärt, dass Fettsäuren und Proteine bei höheren Temperaturen denaturieren und dadurch nicht mehr richtig aufgespalten, verdaut und verwertet werden können. Auf der Erde herrschen normalerweise keine Temperaturen über 45 Grad Celsius. Werden Proteine stark erhitzt, büßen sie einen Großteil ihrer Zellaktivität ein. Sie verlieren dadurch ihre stabile molekulare Struktur und ihre metabolischen Eigenschaften. Das bedeutet, dass die Verwertbarkeit des Nahrungsproteins durch Erhitzen sinkt, was zur Folge hat, dass unsere Zellen mit Nährstoffen unterversorgt bleiben, selbst, wenn wir davon genügend über unsere Ernährung zu uns nehmen.

Hinzu kommt dann noch, dass die Zellen in ihren eigenen Abfall- und Giftstoffen geradezu ersticken. Die Abbauprodukte des Zellstoffwechsels können aufgrund der verstopften Basalmembran nicht mehr in den Zwischenzellraum ausgeleitet und von dort abtransportiert werden. Neben starkem Erhitzen führen aber auch zu niedrige Temperaturen, wie sie beim Einfrieren oder Tiefkühlen entstehen, zu thermisch instabilen Proteinen.

---

13 Wendt-Doktrin „Proteintransport und Proteineinlagerung in der Ätiologie und der Pathogenese von Arteriosklerose

Gut zu wissen: Ähnlich wie die zuvor erwähnten Transfette die Zellen verstopfen und deren Membranen undurchlässig machen, können auch erhitzte und tiefgekühlte tierische Proteine den Stoffaustausch blockieren!

Des Weiteren gilt zu bedenken, dass Tiere am Ende der Nahrungsmittelkette stehen und damit mehr Umweltgifte ansammeln als Pflanzen. Zudem sollte man nicht vergessen, dass die meisten tierischen Produkte aus Massentierhaltung stammen und die Tiere weder artgerecht gehalten noch gefüttert werden. Die Gabe von Hormonen und Antibiotika ist eher die Regel als die Ausnahme und die dadurch anfallenden Medikamentenrückstände werden letztendlich vom Verbraucher mit verzehrt.

Die biologische Wertigkeit eines Proteins ist entscheidend

Wichtig ist, dass wir das Eiweiß, das wir essen, auch verdauen, aufnehmen und verwerten können. Für eine gute Eiweißversorgung ist neben einer ausreichend starken Magensäure und einem intakten Darmmilieu auch der sogenannte „Proteinwert" eines Lebensmittels entscheidend. Die biologische Wertigkeit eines Proteins richtet sich danach, wie gut die daraus gewonnenen freien Aminosäuren für körpereigene Aufbauprozesse genutzt werden können. Dieser Wert hängt davon ab, ob eine Proteinquelle alle acht essentiellen Aminosäuren enthält und in welchem Verhältnis diese zueinander vorliegen.

Wichtig zu wissen: Bei der Verdauung wird Eiweiß in seine kleinsten Bestandteile die Aminosäuren aufgespalten, die unser Körper dann zur Synthese körpereigener Proteine und Stoffe nutzen kann. Da acht der 22 für den Menschen wichtigen Aminosäuren vom Körper nicht selbst hergestellt werden können, ist eine ausreichende Zufuhr über die Nahrung oder in Form von hochwertigen Nahrungsergänzungen wichtig für unsere Gesundheit.

Es kommt allerdings nicht nur darauf an, eine ausreichend große Menge an Proteinen aufzunehmen, sondern vor allem darauf, wie gut die daraus gewonnenen freien Aminosäuren für körpereigene Aufbauprozesse genutzt werden können. Und das wiederum hängt von der Anzahl und dem Verhältnis der acht essentiellen Aminosäuren ab (= Proteinwert / biologische Wertigkeit eines Proteins).

Fehlt auch nur eine einzige dieser acht essentiellen Aminosäuren kann das mit der Nahrung aufgenommene Eiweiß nicht für den Aufbau körpereigener Eiweiße genutzt werden, sondern muss zwangsläufig verstoffwechselt und in Energie umgewandelt werden. Der Körper hat sozusagen keine andere Wahl, als minderwertiges Eiweiß zu „verbrennen“ und in Energie umzuwandeln, da es sonst im Körper zu belastenden Ablagerungen und „Eiweißschlacken“ führen kann. Bei solchen Verbrennungsvorgängen entstehen jedoch schädliche und belastende Stoffwechselabbauprodukte, die man im wahrsten Sinn des Wortes als Abfall bezeichnen kann, da sie unsere Leber und die Nieren stark belasten.

Und genau das ist das Problem der heute üblichen Ernährung: Wir essen im Schnitt deutlich mehr Eiweiß als wir bräuchten, aber nur ein geringer Anteil davon kann für den Aufbau körpereigener Substanzen genutzt werden, weil das Verhältnis zwischen den essentiellen Aminosäuren nicht optimal ist. Einige Aminosäuren sind im Überfluss vorhanden, während es an anderen mangelt. Dadurch kommt ein chronisches Ungleichgewicht im Aminosäurenpool der Leber zustande, so dass diese gezwungen ist, die überschüssigen Aminosäuren zu verstoffwechseln. Was können wir also tun?

Noch mehr Eiweiß ist nicht die Lösung

Da ein Überschuss an Eiweiß die Leber und die Nieren stark belastet und mit vielen Zivilisationserkrankungen in Verbindung gebracht wird und die herkömmliche Ernährung bereits mehr Eiweiß liefert als unser Organismus vertragen kann, lässt sich unser relativer Eiweißmangel nicht lösen, indem wir einfach die tägliche Eiweißmenge in unserer Ernährung erhöhen! Was wir brauchen, ist eine effiziente und alltagstaugliche Lösung, um unseren täglichen Eiweißbedarf mit Lebensmitteln zu decken, die eine hohe biologische Wertigkeit besitzen. Nicht die Quantität ist bei der Eiweißaufnahme entscheidend, sondern die Qualität!

Wir brauchen Eiweißquellen, die ein optimales Verhältnis der acht essentiellen Aminosäuren untereinander aufweisen, damit unser körpereigener Aminosäurenpool optimal gefüllt ist und alle eiweißabhängigen Stoffwechselvorgänge effizient ablaufen können, ohne dass große Mengen an toxischen Stoffwechselabbauprodukten anfallen. Weiße Smoothies können hier eine sinnvolle, effektive und leicht anwendbare Lösung darstellen!

Weiße Smoothies für eine optimale Aminosäurenversorgung

Weiße Smoothies liefern nicht nur gesunde Fette, sondern auch Nahrungsmittel mit einem hohen Proteinwert. Deshalb stellen sie eine hervorragende Quelle für essentielle Aminosäuren dar. Im Idealfall enthalten weiße Smoothies hochwertige Eiweißquellen in roher, unerhitzter Form, so dass die darin enthaltenen Aminosäuren optimal von unseren Zellen aufgenommen und verwertet werden können. Solange wir rohe und intakte Proteinquellen verwenden, können wir zwischen tierischen und pflanzlichen Zutaten wählen.

Weiße Smoothies mit rohen hochwertigen Lebensmitteln haben auch den Vorteil, dass sie lange satt machen und keine großen Blutzuckerschwankungen hervorrufen, weshalb man sie durchaus als Ersatz für eine Mahlzeit oder eine Zwischenmahlzeit ansehen kann. Da sie uns mit hochqualitativen essentiellen Aminosäuren in einem optimalen Verhältnis versorgen, können wir den Konsum an unvollständigen Proteinen reduzieren, die Belastung unseres Körpers durch Abbauprodukte des Eiweißstoffwechsels vermindern und zugleich einem Eiweißmangel entgegenwirken. Weiße Smoothies sind damit eine geniale Möglichkeit, um unseren Bedarf an biologisch hochwertigem und zellulär verfügbarem Eiweiß zu decken.

Interessant zu wissen: In bestimmten Lebenssituationen ist der Eiweißbedarf erhöht. Dann ist die ausreichende Versorgung mit essentiellen Aminosäuren besonders wichtig. Das gilt für Heranwachsende, Schwangere, Stillende und Leistungssportler. Weiße Smoothies sind in solchen Situationen besonders wertvoll!

III. Weiße Smoothies für tiefe Zellsättigung und innere Zufriedenheit

Weiße Smoothies zur Versorgung mit rohen gesättigten Fetten und essentiellen Aminosäuren

Es gibt zahlreiche wissenschaftliche Studien, die untersuchten, wie sich eine fettarme Diät auf unsere Gesundheit und unser Wohlbefinden auswirkt. Eine Gemeinsamkeit, die man bei fast allen Studien beobachten konnte war, dass die emotionale Stimmung der Probanden und Teilnehmer immer mehr absank: Die Versuchsteilnehmer fühlten sich in der Regel durchgehend hungrig, wurden selten richtig und dauerhaft satt und mit der Zeit immer unzufriedener und gereizter! Das passierte auch dann, wenn die Teilnehmer genügend Kalorien durch Kohlenhydrate und Proteine zu sich nahmen, allein die Reduktion der Nahrungsfette schien dafür ausschlaggebend zu sein.

Der Grund dafür liegt vermutlich darin, dass Fettsäuren viele wichtige Aufgaben in unserem Körper übernehmen und uns daher eine natürliche Vorliebe für fettreiche Nahrungsmittel angeboren ist. Der Mensch hat ein natürliches Bedürfnis nach Fett und findet fettreiche Nahrung von Natur aus anziehend und befriedigend. Fette haben einen doppelt so hohen Brennwert (9,3 kcal pro Gramm) wie Kohlenhydrate und Proteine (jeweils 4,1 kcal pro Gramm) und besitzen damit die höchste Energiedichte und sind deshalb besser geeignet, unser physisches Überleben zu sichern als die beiden anderen Makronährstoffe.

Fett ist jedoch nicht gleich Fett und für unsere Gesundheit, unsere körperliche und geistige Leistungsfähigkeit, unsere psychisch-emotionale Ausgeglichenheit und unser Wohlbefinden allgemein, sollten wir unser Bedürfnis nach Fett hauptsächlich mit naturbelassenen Fetten decken.

Sobald Fette (mit Ausnahme von Schmalz, Ghee und Tropenfetten) erhitzt werden, entstehen Substanzen, die unsere Gesundheit stark belasten. Nehmen wir jedoch Fette in unerhitzter Form zu uns, können diese eine optimale Versorgung und Sättigung unserer Zellen ermöglichen. Wenn der

Bedarf des Körper nach gesunden Fetten gedeckt ist, fühlen wir uns satt und zufrieden und die Gelüste auf ungesunde Sachen verschwinden wie von selbst. Wenn die Sehnsucht nach fettreicher Nahrung gestillt ist, verlieren viele ungesunden Verlockungen der Lebensmittelindustrie ganz nebenbei ihren Reiz.

Doch wer bereitet seine Speisen mit rohen Fetten zu? In der heutigen Zeit besteht eine gravierende Unterversorgung mit rohen gesättigten Fetten. Weiße Smoothies stellen eine geniale Möglichkeit dar, diesen Mangel auf eine genussvolle und befriedigende Weise auszugleichen.

Zugleich liefern weiße Smoothies alle essentiellen Aminosäuren in leicht verdaulicher und zellulär verwertbarer Form und sorgen damit für eine optimale Eiweißversorgung, die extrem wichtig ist, für alle Aufbau- und Regenerationsprozesse in unserem Körper. Wie wir bereits erfahren haben, gelten Eiweiße als die Bausteine und die Essenz unseres Lebens. Auch hier ist es wichtig, dass wir zumindest einen Teil davon in roher, unveränderter Form zu uns nehmen. Doch wer isst Fleisch, Hülsenfrüchte oder Eier schon roh? Die weißen Smoothies helfen uns dabei, den lebenswichtigen Bedarf an essentiellen Aminosäuren in optimal verfügbarer Form auf genussvolle Weise zu decken.

Was sind weiße Smoothies?

Die Erfindung weißer Smoothies geht auf den Amerikaner Aajonus Vonderplanitz zurück, der dieses Mixgetränk zum Bestandteil seiner Primal Diät (Ur-Zeit Diät) machte. Er taufte es auf den Namen „Lubrikator“, was so viel bedeutet wie „Schmiermittel“. In Anlehnung an die grünen Smoothies werden Lubrikatoren, aufgrund ihrer zumeist hellen Farbe, inzwischen häufig auch als weiße Smoothies bezeichnet. Sie versorgen unseren Körper mit einer Mischung aus hochwertigen Fetten und leicht verdaulichen Eiweißen und schmieren sozusagen unser „inneres Getriebe“ (unsere Zellen), so wie das Getriebe eines Fahrzeugs oder einer Maschine durch Maschinenöl geschmiert wird. Die gesättigten rohen Fettsäuren und Aminosäuren liegen hier in einer für unseren Körper leicht aufnehmbaren und verwertbaren Form vor, so dass sie von unseren Zellen aufgenommen werden können, ohne viel Verdauungsenergie zu erfordern. Weiße Smoothies sind also ideal geeignet, um den Körper mit der täglichen Ration an gesättigten und ungesättigten Fettsäuren und allen essentiellen Aminosäuren zu versorgen und auch tägliche Fastenperioden[14] ohne Hunger zu überstehen. Weiße Smoothies erzeugen eine tiefe nährende und sättigende Wirkung auf zellulärer und molekularer Ebene und können dazu beitragen, die tägliche Nährstoffversorgung geschickt abzurunden.

Weiße Smoothies werden mithilfe eines leistungsstarken Mixers (ein guter Stabmixer reicht in der Regel aus) zubereitet. Sie bestehen zu einem Teil aus unerhitzten essentiellen Aminosäuren und gesättigten wie auch ungesättigten Fettsäuren in roher Form. Die ursprüngliche Version des Lubrikators von Aajonus Vonderplanitz enthält tierische Bestandteile, die wir für die vegane Version gegen pflanzliche Lebensmittel austauschen.

Die Standardversion für einen Lubrikator nach Vonderplanitz lautet:

- 2 rohe Eier
- frisch gepressten Saft einer halben bis einer Zitrone
- 3 EL Rohmilchbutter
- sowie 1 EL Honig

Die Zutaten werden im Mixer püriert und zu einem cremigen Shake gemixt.

Für die vegane Variante ersetzen wir die Eier durch zwei Esslöffel geschälte rohe Hanfsamen und verwenden statt der Rohmilchbutter Kokosmus

---

14 Tägliche Fastenperioden von einigen Stunden Dauer sind in unseren Augen ein wesentlicher Bestandteil einer gesunden Lebensführung. Nur, wenn unsere Verdauungsorgane jeden Tag ausreichend Zeit bekommen, sich zu regenerieren, können die Selbstheilungs- und Entgiftungsfunktionen in unserem Körper optimal ablaufen. Zu häufiges Essen ohne echten Nahrungsbedarf verursacht gravierende Probleme, die durch tägliche Fastenperioden ganz einfach behoben werden können. Wer mehr über diese Form des Kurzzeitfastens erfahren möchte, die auch als Intervallfasten oder Intermittierendes Fasten bezeichnet wird, kann mehr darüber in folgenden unserer Artikel nachlesen:

- Intervallfasten zur Unterstützung der Entgiftung und Regeneration des Körpers: www.inspiriert-sein.de/intervallfasten-zur-unterstuetzung-der-entgiftung-und-regeneration-des-koerpers

- Intermittierendes Fasten: Die unglaublichen Vorteile aus wissenschaftlicher Sicht: www.inspiriert-sein.de/intermittierendes-fasten-die-unglaublichen-vorteile-aus-wissenschaftlicher-sicht

oder Kokosöl. Und auch der Bienenhonig lässt sich durch Datteln, andere Trockenfrüchte, Kokosblütenzucker oder Stevia ersetzen.

Die Standardversion für einen veganen weißen Smoothie lautet:

- 2 EL geschälte Hanfsamen
- frisch gepressten Saft einer halben bis einer Zitrone
- 3 EL Kokosöl oder Kokosmus
- sowie 2 – 3 „normale“ Datteln oder eine Medjoul-Dattel (Sorte mit besonders saftigem und süßem Fruchtfleisch

Wer keine Zitronen mag oder verträgt, kann auch andere Obstsorten verwenden. Erlaubt ist alles, was schmeckt. Wir verwenden sehr gerne Äpfel, Birnen, Beeren, Kirschen oder Bananen. Gewürze wie Zimt, Vanille, Kakao usw. bringen Abwechslung in die weißen Smotthies. Wem die Süße von reifen Früchten nicht ausreicht, kann auch eine Prise Stevia, Trockenfrüchte, etwas Xylit, Erythrit, L-Glycin, Ahornsirup oder Honig verwenden. Beim Honig bitte darauf achten, dass es sich um Rohkostqualität handelt. Leider reicht die Bezeichnung „kalt geschleudert“ allein nicht aus, weil Honig oft erst bei der Abfüllung erhitzt wird. Besser ist es, sich beim Hersteller zu erkundigen. In der Regel ist ein Honig in Bioqualität auch roh.

Nüsse und Ölsaaten sind ebenfalls eine leckere eiweißreiche Ergänzung. Achten Sie auch hier auf Rohkostqualität. Im Idealfall werden die Nüsse direkt vor der Verwendung geknackt. Falls Sie bereits geknackte Nüsse verwenden, weichen Sie diese vor dem Verzehr am besten für ein paar Stunden oder über Nacht in Wasser ein, damit sich die Enzymhemmer, die die Nährstoffaufnahme erschweren und in zu großer Menge ungünstig für uns sind, reduzieren. Das Einweichwasser sollte man nicht verwenden.

Weiße Smoothies müssen nicht zwangsläufig süß schmecken. Auch herzhafte Varianten mit Tomaten, Gurken und Avocados sind sehr schmackhaft und eignen sich z. B. als Dip für Gemüse oder Dressing für Salate.

Falls die Zubereitung eines weißen Smoothies aufgrund von Zeitmangel nicht möglich ist, oder man zur Abwechslung lieber etwas bissfestes zum Kauen möchte, kann man auch 2 – 3 Esslöffel Kokosmus mit einer Handvoll Nüsse oder geschälten Hanfsamen knabbern. Wer möchte, kann Rohmilchbutter oder Kokosöl auch vor dem Verzehr über gekochte Speisen geben und darüber zerlaufen lassen.

Zutaten: Das gehört hinein

1. Rohe gesättigte Fette

Weiße Smoothies dienen in erster Linie dazu, unseren Körper mit rohen gesättigten Fettsäuren zu versorgen. Die besten Quellen für rohe gesättigte Fette sind Rohmilchbutter von Weidetieren, für Veganer eignen sich naturbelassene Kokosprodukte in Rohkostqualität. Zwar liefern auch Kakaobutter und Palmöl gesättigte Fettsäuren, Rohmilchbutter und Kokosprodukte haben jedoch im Vergleich dazu weitere besondere Vorteile:

Kokosöl gewonnen aus Kokosnüssen, besteht zu ca. 94 Prozent aus gesättigten Fettsäuren, zu etwa 5 Prozent aus einfach ungesättigten Fettsäuren und nur zu etwa 1 Prozent aus mehrfach ungesättigten Fettsäuren. Der größte Teil der gesättigten Fettsäuren besteht aus mittelkettigen Triglyceriden (MCT = *„medium chain triglyceirde")*. Mittelkettige Fettsäuren bestehen aus 6 – 10 Kohlenstoffatomen und können anders als langkettige Fettsäuren sehr schnell in sogenannte Ketonkörper umgewandelt werden, die unser Körper dann zur Energiegewinnung nutzen kann. Hierzu sind keine Gallensäuren oder fettspaltende Enzyme (Lipasen) der Bauchspeicheldrüse notwendig. Weil die MCT wasserlöslich sind, können sie direkt ins Blut geschleust werden und müssen nicht wie langkettige Fettsäuren mit Hilfe von speziellen Transportmolekülen über die Pfortader zur Leber gebracht werden. Daher werden MCT auch von Menschen vertragen, die Probleme mit Leber, Bauchspeicheldrüse oder den Gallengängen haben.

Im Vergleich zu langkettigen Fettsäuren haben MCT einen bis zu zehn Prozent niedrigeren Energiegehalt und verursachen laut der Deutschen Gesellschaft für Ernährung eine höhere nahrungsinduzierte Thermogenese, steigern also den Energieverbrauch, indem sie den Stoffwechsel erhöhen und dadurch ein Ansteigen der Körpertemperatur bewirken. Das bedeutet im Klartext, dass MCT die körpereigene und Verbrennungsrate von Kalorien (insbesondere durch die Verbrennung von Fett) erhöhen und dadurch beim Abnehmen durch eine gesteigerte Fettverbrennung helfen können.

MCT brauchen im Gegensatz zu langkettigen Fettsäuren, wie sie in vielen anderen fettreichen Nahrungsmitteln enthalten sind, kein L-Carnitin, um in die Mitochondrien („Kraftwerke unserer Zellen"), zu gelangen. Das bedeutet eine große Entlastung für unseren Körper, da die Aminosäure L-Carnitin nur in rotem Fleisch in großer Menge enthalten ist. Fehlt L-Carnitin muss der Körper sie aufwändig aus wertvollem Muskelgewebe herstellen. Mittelkettige Fettsäuren können daher sehr leicht in Energie umgewandelt werden, ohne dass wir dazu große Mengen an rotem Fleisch verzehren müssen, oder dass wertvolle Muskelmasse zur Gewinnung von L-Carnitin geopfert werden muss. Im Fitnessbereich und in der Kraftsport- und Bodybuildingszene gelten MCT schon lange als „Geheimtipp" für mehr Energie, gesteigerte Fettverbrennung und dem Schutz vor Muskelabbau.

Indem wir weniger Kohlenhydrate essen, dafür aber mehr MCT aus Kokosprodukten zu uns nehmen, können wir auf die Leistungsfähigkeit auf natürliche und gesunde Weise steigern, Körperfett verbrennen und gleichzeitig einer Mitochondriopathie (einer Dysfunktion unseres Stoffwechsels)[15], vorbeugen, die von ständiger Müdigkeit, über Erschöpfung bis hin zu Burnout führen kann.

Natürlicherweise sind MCT nur in Butter, Palm- und Kokosöl vorhanden. Naturbelassenes Kokosöl besteht zu 90 % aus gesättigten Fettsäuren und enthält davon 65 % MCT, während Palmöl zu etwa 80 % aus gesättigten Fettsäuren besteht und davon 50 % MCT enthält. Rohmilchbutter besteht zwar nur aus ca. 15 % MCT, hat jedoch eine besonders gute Wirkung auf unser Gehirn. Wichtig ist hier, dass es sich um Rohmilchbutter von grasgefütterten Weidetieren handelt.

Für die positiven Auswirkungen auf Gehirn und Nervensystem verantwortlich ist ein bestimmter Enzymkomplex, den der bereits erwähnte Zahnarzt und Gesundheitspionier Dr. Weston Price entdeckte und dem er den Namen X-Faktor verlieh. Dieser Enzymkomplex hat anscheinend eine erstaunliche heilende und regenerierende Wirkung auf unser Gehirn und das gesamte Nervensystem und wurde bisher in keinem anderen Nahrungsmittel als Rohmilchbutter entdeckt. Zudem enthält Weiderohmilchbutter ein weite-

---

15 Mehr dazu unter: www.inspiriert-sein.de/burnout-als-zeichen-von-mitochondriopathie

res Enzym, das Entzündungen vorbeugen und lindern soll. Auch das macht Rohmilchbutter von grasfressenden Tieren so vorteilhaft. Als besonders wertvoll gilt Rohmilchbutter, die aus Rahm im Frühjahr oder im Sommer hergestellt wird, wenn die Tiere saftiges Gras zur Verfügung haben.

Kokosprodukte hingegen bestechen durch ihre positive Wirkung auf unser Immunsystem und durch ihre antibakterielle Wirkung. Sie enthalten z. B. Laurinsäure und Caprylsäure, die im Körper zu Monolaurin umgewandelt werden und unsere Abwehrkräfte stärken und uns vor Infektionen schützen. Gleichzeitig gilt Monolaurin als äußerst wirkungsvoll gegen Bakterien, Viren und Protozoen, so dass Kokosprodukte eine starke antivirale und antibakterielle Wirkung besitzen.[16]

Laurinsäure soll sich darüber hinaus positiv auf die Produktion von HD-L-Cholesterin, also dem „guten" Cholesterin auswirken, und so dabei helfen, die Gefäße vor Fettablagerungen zu schützen und dadurch Gefäßverkalkung und anderen Herz-Kreislauf-Erkrankungen vorzubeugen.[17]

Während es sich bei Rohmilchbutter um ein regionales Produkt handelt, müssen Kokosprodukte lange Transportwege hinter sich legen. Ein Aspekt, den es sicher zu beachten gilt. Dennoch sind beide Quellen hervorragend dazu geeignet, um uns mit rohen gesättigten Fetten zu versorgen. Selbstverständlich kann man auch beide Nahrungsquellen miteinander kombinieren oder abwechseln.

Rohmilchbutter wird aus nicht-pasteurisiertem Rahm hergestellt und ist in Deutschland leider nur sehr schwierig zu bekommen, da hier die meisten Milch- und Molkereiprodukte nur in pasteurisierter Form und nur selten rohköstlicher Form angeboten werden. Einige Feinkostläden führen Rohmilchbutter aus Frankreich, die allerdings oft Salz enthält und weniger empfehlenswert ist. Manche Bauernhöfe bieten Rohmilchbutter in ihren Hofläden an. Leichter ist sie in Österreich oder der Schweiz zu finden. Hier ist der Verkauf von Rohmilchbutter noch üblicher. In Österreich ist fast jede Bio-

---

16 www.sciencedaily.com/releases/2012/09/120902222459.htm; www.ncbi.nlm.nih.gov/pubmed/11600381

17 www.researchgate.net/publication/15927580_Cholesterol_coconuts_and_diet_on_Polynesian_atolls_A_natural_ experiment_The_Pukapuka_and_Tokelau_Island_studies

Bauernbutter roh produziert und wird auf Märkten und in Geschäften angeboten. In der Schweiz findet man Rohmilchbutter in Reformhäusern. Rohmilchbutter aus Österreich oder der Schweiz kann übers Internet auch nach Deutschland bestellt werden.

Kokosprodukte findet man normalerweise in Bioläden und Reformhäusern. Das in Supermärkten angebotene Billig-Kokosfett zum Braten ist nicht zu empfehlen, weil es sehr stark denaturiert wurde und nicht mehr in rohköstlicher Form vorliegt. Wir empfehlen nur Bioprodukte in zertifizierter Rohkostqualität aus fairem Handel und schwören auf die Kokosprodukte von Dr. Goerg. Nachdem wir viele Biokokosprodukte ausprobiert haben, haben sich die Kokosprodukte von Dr. Goerg in mehrfacher Hinsicht als empfehlenswert durchgesetzt: Erstens, weil sie uns geschmacklich am meisten überzeugen und zweitens, weil die Kokosnüsse für die Produkte der Firma innerhalb von maximal 72 Stunden nach der Ernte von Hand geschält und direkt zu Rohkostkokosöl oder Rohkostkokosmus verarbeitet werden. Nur die Verarbeitung von erntefrischen Kokosnüssen garantiert beste Qualität. Ein weiterer Pluspunkt: Die Arbeiter von Dr. Goerg werden fair bezahlt und es werden keine auf die Ernte von Kokosnüssen dressierten Affen eingesetzt, was bei einigen anderen Anbietern leider der Fall ist. (Wir werden übrigens NICHT von Dr. Goerg gesponsert :)

Im Vergleich zu Kokosöl ist Kokosmus noch empfehlenswerter, weil es neben dem Öl auch noch alle anderen essbaren Bestandteile der Kokosnuss enthält. Kokosmus liefert also auch noch wertvolle Mineralien, Vitamine, sekundären Pflanzenstoffe, Proteine und Ballaststoffe und ist sogar pur genossen ein Hochgenuss. Auch das Fruchtfleisch von jungen Kokosnüssen ist empfehlenswert. Junge Kokosnüsse erkennt man an ihrer weißen Schale, während alte Kokosnüsse außen braun sind. Frische Kokosnüsse bekommt man in Asialäden oder übers Internet. Hier gilt es zu beachten, dass Kokosnüsse saisonbedingt nicht ganzjährig verfügbar sind. Der Kauf von Kokosmus und Kokosöl ist praktischer und alltagstauglicher, weil diese Produkte lange gelagert werden können und dadurch immer verfügbar sind.

Damit Kokosöl oder Rohmilchbutter sich im weißen Smoothie gleichmäßig auflösen, kann es sinnvoll sein, sie vorab schonend in einem Wasserbad zu erhitzen, hier sollte man das Wasser vorher kochen und dann kurz abkühlen lassen und das Kokosöl oder die Butter erst später in einer Schale oder einem Glas in das warme Wasser geben und schmelzen lassen. Man kann die Schale auch auf einen warmen Heizkörper stellen oder im Sommer (abgedeckt) an einer warmen Stelle platzieren und warten, bis sich der Inhalt verflüssigt hat.

Gut zu wissen: Da Butter nur etwa zu 0,5 % aus Eiweiß besteht und so gut wie keine Laktose enthält, wird ist sie in der Regel auch von Menschen mit Milch- und Laktoseunverträglichkeit gut vertragen. Allerdings sollte Butter, genauso wie andere Milchprodukte nicht gekühlt, sondern bei Zimmertemperatur gegessen werden, da unsere Verdauungsenzyme nur dann in der Lage sind, diese Lebensmittel richtig zu verdauen.

2. Rohe Proteine und mehrfach ungesättigte Fettsäuren (Omega-3 und Omega-6 in einem für uns idealen Verhältnis)

Eier gelten unter allen Nahrungsmitteln als eine der besten Proteinquellen für den Menschen. Sie liefern alle acht essentiellen Aminosäuren in besonders leicht verdaulicher Form. Das gilt allerdings nur, so lange wir sie roh (oder allenfalls weich gekocht, so dass das Eigelb noch flüssig ist) zu uns nehmen.[18] Darüber hinaus sind Eier eine gute Quelle für gesättigte Fette und liefern viele Mineralien und Vitamine. Eier von natürlich gefütterten Hühnern enthalten zudem ein ideales Verhältnis an Omega-3- und Omega-6-Fettsäuren. Besonders für Menschen, die sich häufig träge fühlen und denen der Antrieb fehlt, können rohe Eier wertvoll sein, da sie reichlich Cholin enthalten, das für die Herstellung von Acetylcholin benötigt wird. Acetylcholin gilt als der wichtigste Neurotransmitter des peripheren Nervensystems und vermittelt die Reizübertragung von den Nerven zur Muskulatur. Außerdem beeinflusst Acetylcholin auch das vegetative Nervensystem, das für die Regulation von Atmung, Blutdruck, Herzschlag, Verdauung und Stoffwechsel zuständig ist.

---

18 Wenn Eier gebacken, gebraten oder hart gekocht werden, entstehen bedenkliche Stoffe für unsere Gesundheit, weil die darin enthaltenen mehrfach ungesättigten Fettsäuren und das enthaltene Cholesterin bei hohen Temperaturen oxidieren.

Eier liefern zwar auch Cholesterin, das aber, wie wir bereits gesehen haben, von immer weniger Experten als gefährlich betrachtet wird. Die Ablagerungen in Blutgefäßen bestehen nur zu etwa 10 % aus Cholesterin und zu etwa 30 % aus Eiweiß und trotzdem käme niemand auf die Idee, Proteine als gesundheitsschädlich zu bezeichnen. Cholesterin ist ein lebensnotwendiger Stoff, der in jeder unserer Zellen enthalten ist und von jeder Zelle selbst hergestellt werden kann. Ein gesunder Körper stellt immer nur so viel Cholesterin her, wie er benötigt und passt die Cholesterinsynthese in Bezug auf die externe Zufuhr an. Das heißt, je mehr Cholesterin über die Ernährung zugeführt wird, umso weniger Cholesterin stellt der Körper selbst her und umgekehrt. Der Verzehr von cholesterinhaltigen Nahrungsmitteln hat daher kaum Einfluss auf die Cholesterinwerte im Blut. Durch eine cholesterinfreie Ernährung lassen sich die Cholesterinwerte gerade mal um zwei Prozent senken![19] Allenfalls oxidiertes Cholesterin kann bedenklich sein. Es entsteht zum Beispiel durch starkes Erhitzen cholesterinhaltiger Nahrungsmittel. Daher sollten Eier roh oder nur weich gekocht verzehrt werden!

Rohe Eier stellen für den Menschen ein ideales Lebensmittel dar. Es ist deshalb nicht verwunderlich, dass Naturvölker, aber auch die alten Griechen und Römer, rohe Eier seit jeher als Stärkungsmittel betrachteten. Trotzdem ekeln sich viele vor dem Verzehr roher Eier. Dabei besteht zum Beispiel auch unser Gehirn aus einer dem rohen Eigelb sehr ähnlichen Zusammensetzung.

Christian Dittrich-Opitz schreibt dazu in seinem Buch „Befreite Ernährung“: „Trotzdem empfinden viele Menschen eine Abneigung gegen rohe Eier und ziehen Pommes Frites oder Chips mit Geschmacksverstärkern vor. Ich höre manchmal, dass es extrem sei, rohe Eier zu essen, aber ich sehe es genau anders herum. Pommes Frites, die in völlig unnatürlichem Fett frittiert werden, sind extrem. Hamburger sind extrem, Chips mit Geschmacksverstärkern sind extrem. Nichts in unserem Körper entspricht diesen Nahrungsmitteln, unsere Zellen und Organe können damit absolut nichts anfangen. Es ist wirklich extrem, sich Dinge zuzuführen, die überhaupt nicht unserem Design entsprechen. Es ist, als würde man Pflanzen mit Batteriesäure

---

19 L.E: Ramsey, Diätetische Senkung des Cholesterins; British Medical Journal 303, 953 (1991); www.ncbi.nlm.nih.gov/pmc/articles/PMC1671831/

statt mit Wasser gießen oder ein Auto mit Bier statt mit Benzin tanken. Rohe Eier sind völlig normal, ein uraltes, bewährtes Nahrungsmittel vieler gesunder Völker, das uns die Natur zur Verfügung stellt."

Im Tiramisu oder beim Ausschlecken des Kuchenteigs aus der Schüssel hat sicher jeder von uns schon einmal rohe Eier gegessen. Weiße Smoothies sind ebenfalls eine sehr schmackhafte und zudem noch äußerst gesunde Möglichkeit, rohe Eier zu sich zu nehmen. Wichtig dabei ist, auf die Herkunft der Eier zu achten und nur Eier von Hühnern zu verwenden, die artgerecht gehalten und gefüttert wurden. Zwei rohe Eier pro Tag gelten als ideal. Wir würden jedoch zunächst mit einem Ei beginnen, weil rohe Eier gerade bei Menschen, die vorher viele erhitzte tierische Fette und Proteine gegessen haben oder aber lange vegan gelebt haben, durch den Verzehr von rohen Eiern Entgiftungsreaktionen in Form von Übelkeit provozieren können.

Vor Salmonellen braucht sich übrigens niemand zu fürchten, da belastete Eier Schwefelwasserstoffe bilden, wodurch die Eier einen sehr starken unangenehmen Geruch bekommen, den man sofort bemerkt. Anders verhält es sich, wenn rohe Eier in Eiscreme oder Tiramisu verarbeitet werden. Hier können die anderen Zutaten den unangenehmen Geruch überlagern. Verwendet man die Eier jedoch für sich und öffnet diese erst vor dem Gebrauch, dann riecht man ganz deutlich, ob die Eier schlecht sind oder nicht. Übrigens sind gekochte Eier bezüglich einer Belastung mit Salmonellen nicht sicherer, wie oft geglaubt wird. Denn der toxische Schwefelwasserstoff, der durch eine Belastung mit Salmonellen entsteht, wird auch beim Kochen nicht zerstört.

Wer dennoch keine rohen Eier essen möchte oder vegan lebt, ersetzt Eier am besten durch geschälte Hanfsamen in Rohkostqualität. Sie kommen der Zusammensetzung von Eiern am nächsten. Hanfsamen bestehen zu 20 bis 24 Prozent aus leicht verwertbarem Protein, das alle essentiellen Aminosäuren enthält. Darüber hinaus stellen Hanfsamen eine sehr gute Quelle für Vitamin B_2 (Riboflavin) dar. Riboflavin ist wichtig für den Muskelaufbau, die Gesundheit der Augen und der Schilddrüse und für eine schöne und glatte Haut. Bisher galten nur Fleisch und Milchprodukte als gute Quellen für Vitamin B_2. Heute weiß man jedoch, dass in Hanfnüssen erheblich mehr Vitamin B_2 enthalten ist als in tierischen Produkten, mit der Ausnahme von Leber.

Zudem liefern Hanfsamen genau wie Eier ein perfektes Verhältnis zwischen Omega-6- und Omega-3-Fettsäuren und enthalten wichtige ungesättigte Fettsäuren wie Linolen-, Linol- und Gamma-Linolensäure. Nur wenige Pflanzen enthalten Gamma-Linolensäure, darunter die schwarze Johannisbeere, Nachtkerzenöl, die Alge Spirulina, Borretschsamen- und Grantatapfelsamenöl – und auch im Hanf ist sie enthalten. Diese Fettsäure ist wichtig, um entzündliche Erkrankungen wie Arthritis oder Neurodermitis aufzuhalten und hilft bei Beschwerden des prämenstruellen Syndroms. Zudem ist ausreichend Gamma-Linolensäure wichtig für schöne und glatte Haut und stabile Haare und Nägel. Aufgrund des Gehalts an Gamma-Linolensäure helfen Hanfsamen auch bei der Gewichtsabnahme. Diese Fettsäure regt den Stoffwechsel an und beschleunigt den Abbau von eingelagertem Körperfett.

Auch Sprossen und Keimlinge, viele Nusssorten und Ölsaaten wie Walnüsse, Cashewkerne, Haselnüsse, Mandeln, Sonnenblumenkerne, Kürbiskerne, schwarzer Sesam, Chiasamen oder Zedernnüsse liefern alle acht essentiellen Aminosäuren und zugleich wertvolle ungesättigte Fettsäuren und können deshalb auch als hochwertige Zutaten für einen weißen Smoothie verwendet werden. Darüber hinaus sind auch pflanzliche Proteinpräparate auf der Basis von biologisch angebautem Reis, Erbsen, und Süßlupinen (idealerweise aus angekeimten Samen) hervorragend geeignet, um den täglichen Proteinbedarf und besonders den Bedarf an essentiellen Aminosäuren zu decken. Reis-, Erbsen- und Süßlupinenprotein sind ideale Quellen für leicht verwertbares Eiweiß mit einem vollständigen Aminosäurenprofil, sie enthalten alle acht essentiellen Aminosäuren und besonders Reisprotein soll zu über 90 % dem Aminosäurenprofil von Muttermilch entsprechen. Hier ist darauf zu achten, dass das Reisprotein ohne die Verwendung von Hexan gewonnen wird, was jedoch von seriösen Herstellern bei der Produktbeschreibung deklariert wird. Nicht-Veganer können ihren weißen Smoothie auch mit hochwertigem Wheyprotein oder BCAAs aufwerten.

Extratipp: Nüsse, Körner, Hülsenfrüchte und Ölsaaten vor dem Verzehr ankeimen

Getreidekörner, Nüsse, Ölsaaten und Hülsenfrüchte in roher und unverarbeiteter Form sind keimfähig, das heißt, sie können zum Leben erwachen, wenn wir sie in Wasser einweichen. Durch den Keimungsprozess erwacht das Leben in Samen und Nüssen, wodurch wir dann direkt ein lebendiges Lebensmittel erhalten, das eigenständig Aminosäuren, Enzyme, Vitamine und andere Vitalstoffe produziert, die den Nährstoff- und Vitalstoffgehalt der ungekeimten Saaten um ein Vielfaches übersteigt. Damit die Samen jedoch nicht vorzeitig unter ungünstigen Bedingungen zu keimen und zu wachsen beginnen, verfügen sie über bestimmte Hemmstoffe, die den Keimvorgang solange verhindern, bis die Umstände günstig sind. Dadurch können die Samen viele Jahre bzw. Jahrzehnte bis Jahrhunderte überleben und ihre Erbinformationen auch über sehr lange Zeiträume transportieren. Sie halten einfach einen langen Schlaf und warten auf den richtigen Zeitpunkt.

Wenn wir diese schlafenden Samen und Nüsse essen, können wir nicht alle darin enthaltenen Nährstoffe für uns nutzen, da sie für uns sozusagen verschlossen und versiegelt sind. Außerdem sind die enthaltenen Hemmstoffe wie z. B. die Phytinsäure schwer verdaulich. Viele Hemmstoffe sind sogenannte Enzymhemmer, die die Arbeit unserer eigenen Enzyme behindern und so das Aufschließen unserer Nahrung erschweren können. Das ist auch der Grund, weshalb Nüsse und Hülsenfrüchte, aber auch Getreideprodukte und Ölsaaten oft wie Steine im Magen liegen und zu einem unangenehmen Völlegefühl und zu Blähungen führen können.

Zum Glück gibt es einen Trick, um die Samen und Körner leichter verdaulich zu machen und ihre guten Bestandteile und Inhaltsstoffe für uns besser nutzbar zu machen. Dazu müssen wir sie ganz einfach nur „zum Leben erwecken“, indem wir sie vor dem Verzehr für ein paar Stunden in Wasser legen. Dadurch erwachen die Samen aus ihrem Tiefschlaf und der Keimprozess wird eingeleitet. Die wachstumshemmende Phytinsäure wird dadurch reduziert, die Enzyminhibitoren (Hemmer) werden neutralisiert und gleichzeitig werden die guten Nährstoffe aktiviert und für uns nutzbar gemacht. Während der Einweichzeit kommt Leben und Aktivität in die Samen. Sie beginnen dann mit der Bildung von Aminosäuren, Enzymen, Vitaminen und anderen Vitalstoffen. Durch diesen Aktivierungsvorgang steigt also der Gehalt an Nähr- und Vitalstoffen an und die Inhaltsstoffe werden für unseren Körper leichter verdaulich und können besser absorbiert werden.

Zum Aktivieren gibt man Samen wie Nüsse, Hülsenfrüchte, Ölsaaten und Getreidekörner in eine Schüssel und bedeckt sie mit Wasser. Darin lässt man sie für einige Stunden einweichen und quellen. Anschließend schüttet man das Einweichwasser weg und spült die Samen und Körner noch einmal gründlich mit frischem Wasser ab. Dann kann man die Körner und Samen entweder sofort weiterverarbeiten oder im Kühlschrank für zwei bis drei Tage aufbewahren. Bei längerer Aufbewahrung sollten die Keimlinge mehrmals täglich mit frischem Wasser gespült werden.

Ein paar Tipps zum Einweichen

→ Nüsse und Mandeln

Nüsse und Mandeln braucht man nur einzuweichen, wenn sie nicht frisch geknackt aus der Schale gegessen werden. Sie bilden die Hemmstoffe nämlich erst aus, wenn sie eine Zeit lang ohne Schale gelagert werden. Frisch geknackte Nüsse und Mandeln braucht man also nicht einzuweichen. Bereits geknackte Nüsse und Mandeln weicht man am besten in etwas Salzwasser ein. Mandeln sollten nach dem Einweichen geschält werden, da auch in der braunen Mandelhaut Enzyminhibitoren enthalten sind. Das Schälen geht ganz leicht, wenn man die eingeweichte Mandel zwischen zwei Fingern zusammendrückt, so dass der innere Kern herausrutscht. Funktioniert das nicht so leicht, war möglicherweise die Einweichzeit zu kurz oder die Mandeln wurden vorher erhitzt, um sie haltbarer zu machen. Erhitzte Mandeln und Nüsse sind sozusagen tot und lassen sich auch durch Einweichen nicht mehr aktivieren und zum Leben erwecken, deshalb sollte man sie genauso wie anderes Saatgut immer in Rohkostqualität kaufen!

→ Ölsaaten

Ölsaaten wie Leinsamen, schwarzer Sesam oder Chiasamen brauchen nur kurze Zeit (30 – 60 Minuten) in Wasser eingeweicht werden. Anschließend können die Ölsaaten wie gewohnt verarbeitet werden.

3. Sonstiges

Wie bereits angesprochen, können auch Früchte für die Zubereitung von weißen Smoothies verwendet werden. Am besten sind frische, reife Früchte der Saison aus der Region. Für die süßen Varianten kann man wählen aus dem Angebot von Äpfeln, Orangen, Kirschen, Birnen, Ananas, Melone, Kirschen, Beeren usw., während sich für die herzhaften Varianten Gemüsefrüchte wie Tomaten, Gurken oder Avocados eignen. Avocados liefern zudem noch wertvolle Omega-9-Fettsäuren, Mineralstoffe und sekundäre Pflanzenstoffe. Ihnen wird auch eine harmonisierende Wirkung auf das Nervensystem nachgesagt. Avocados verleihen weißen Smoothies eine besonders cremige Konsistenz und können auch mit süßen Zutaten und Kakao sehr lecker schmecken. Darüber hinaus sorgen Gewürze und Kräuter aller Art für Abwechslung. Wem die Süße von reifen Früchten nicht genug ist, kann auch Honig oder andere natürliche Süßungsmittel wie Trockenfrüchte verwenden. Auch ein kleiner Schuss Ahornsirup oder etwas Kokosblütenzucker sind erlaubt. Weniger empfehlenswert ist Agavensirup, der zu 70 – 90 % aus Fruchtzucker besteht, was besonders belastend für die Leber ist. Wer seinen Zuckerkonsum reduzieren möchte, kann auch auf zuckerfreie Alternativen wie Stevia[20], Xylit, Erythrit oder L-Glycin verwenden.

Die Zutaten für weiße Smoothies im Überblick:

1. Rohe, gesättigte Fettsäuren

- naturbelassenes Kokosöl
- naturbelassenes Kokosmus
- junge frische Kokosnüsse (erkennt man an ihrer weißlich-grünen Schale, Kokosnüsse mit brauner Schale sind alt und nicht empfehlenswert)

2. Rohe Proteine und ungesättigte Fettsäuren (Omega-3 und Omega-6 in einem für uns guten Verhältnis)

- rohe Eier
- geschälte Hanfsamen

---

20 Ganzheitliche Steviaprodukte wie getrocknete Stevia-Blätter oder Stevia-Jarabe finden Sie z. B. in dem Internetshop www.topfruits.de

- Ölsaaten wie schwarzer Sesam, Zedernnüsse oder Chiasamen – im Idealfall kurz in Wasser eingeweicht
- Nüsse und Mandelkerne – im Idealfall angekeimt bzw. aktiviert
- Keimlinge und Sprossen aus diversem Saatgut
- Eiweißpräparate wie Reis-, Lupinen-, Erbsen- und Wheyprotein,
- BCAAs

3. Früchte

- Bananen, Äpfel, Birnen usw.
- oder Tomaten, Gurken, Avocados usw.

4. Zum Süßen

- Honig
- Bananen
- Trockenfrüchte wie Datteln, Feigen, Rosinen
- Ahornsirup
- Kokosblütenzucker
- Stevia
- Xylit
- Erythrit
- L-Glycin

5. Gewürze

Zimt, Kakao, Kardamom, Vanille, Chili, Steinsalz, Pfeffer, Ingwer usw.

6. Gereinigtes Wasser nach Belieben

Rezeptideen

Bei der Herstellung von weißen Smoothies kann man seiner Phantasie freien Lauf lassen. Erlaubt ist, was schmeckt und einen anspricht. Da wir unsere Ernährung möglichst vegan ausrichten, finden Sie im Folgenden Anregungen für weiße Smoothies auf der Basis von pflanzlichen Lebensmitteln, die Sie bei Bedarf durch die entsprechenden Tierprodukte ersetzen können. Die

Mengenangaben reichen in der Regel, um zwei bis drei hungrige Personen angenehm zu sättigen.

→ Süße weiße Smoothies

Starndardling, simpel aber lecker

- 4 – 6 EL Kokosöl
- 2 Portionen Obst nach Wahl (1 Portion entspricht in etwa der Menge, die man mit einer Hand fassen kann)
- 4 EL geschälte Hanfsamen
- 1 Spritzer frischen Zitronensaft

Cremiger Schokotraum, ca. 750 ml

- 1 Tasse Mandeln
- 1 Tasse eingeweichter schwarzer Sesam
- 2 EL Kakao
- ½ TL Zimt
- 4 EL Kokosöl
- 6 entkernte Datteln
- 2 Bananen
- ca. 500 ml Wasser

Apfelschmaus, ca. 500 ml

- 4 große Äpfel
- 4 EL Kokosmus
- 2 EL geschälte Hanfsamen
- 15 Gojibeeren
- ca. 250 ml Wasser

Himmlischer Engel, ca. 400 ml

- 2 Äpfel
- 15 Gojibeeren
- 4 Datteln
- 4 EL Kokosöl

- 2 EL Chiasamen
- ½ TL Zimt
- ½ TL Kurkuma
- eine Prise schwarzen Pfeffer
- ca. 200 ml Wasser

Kokos-Schoko-Küsschen

- 4 EL Kokosmus
- 2 EL Kokosraspeln
- 2 EL ungesüßtes Kakaopulver
- ½ Tasse Mandeln
- 3 Datteln
- 1 Schuss Wasser

Einheizer (2 Portionen)

- 4 EL Kokosöl
- 4 EL Hanfsamen
- 1 Apfel
- 1 kleines Stück frischen Ingwer
- 1 Prise Chilipulver
- etwas warmes Wasser

Abkühler (2 Portionen)

- 4 EL Kokosöl
- 4 EL Hanfsamen
- frisch gepresster Saft einer halben Zitrone
- 1 große Tasse gefrorene Früchte
- 1 Prise Stevia Instant Pulver

Süße Energiebombe, ca. 750 ml (3 Portionen)

- 5 eingeweichte Datteln
- 2 Bananen
- 6 EL Kokosöl

- ½ Tasse schwarzer Sesam, idealerweise angekeimt
- ¼ TL Zimt
- 1 EL Kakaopulver
- ½ Tasse Haselnüsse
- ca. 500 ml Wasser

Weiß-Braune Mischung, ca. 800 ml (3 Portionen)

- ½ Tasse schwarzer Sesam, über Nacht eingeweicht
- ½ Tasse Sonnenblumenkerne, über Nacht eingeweicht
- ½ Tasse Mandeln
- 6 Datteln
- 1 Stange Vanille
- ½ TL Zimt
- 6 EL Kokosöl
- 2 Bananen
- ca. 500 ml Wasser

Orangenschäumchen, ca. 500 ml

- 2 Orangen
- 100 g eingeweichte Mandeln
- 4 EL Kokosöl
- 1/3 Vanilleschote
- 4 Datteln
- 250 ml Wasser

Kirschlubri

- 3 – 5 Esslöffel Kokosmus
- zwei Handvoll entkernte Kirschen
- 4 EL geschälte Hanfsamen
- eine Prise Stevia Instant
- etwas Zimt

Fruchtcrème, ca. 750 ml

- 3 Bananen
- 3 Äpfel
- 3 Datteln
- 6 EL Kokosöl
- 1 Tasse schwarzer Sesam, idealerweise angekeimt
- ½ TL Zimt
- ca. 300 ml Wasser

Bananeneis, ca. 500 ml

- 4 gefrorene Bananen
- 2 Orangen
- 1 Prise Vanille
- 4 EL Kokosöl
- ca. 150 ml Wasser

Gute-Laune-Drink, ca. 1 l (3 große Portionen)

- ½ Tasse schwarzer Sesam
- ½ Tasse Haselnüsse
- 15 Gojibeeren
- ½ Tasse Rosinen
- 6 EL Kokosöl
- 2 EL Kakaopulver
- 2 Bananen
- etwas Honig
- ca. 750 ml Wasser

Weihnachtsmann

- 4 EL Kokosmus
- 4 EL Hanfsamen
- ½ Teelöffel Lebkuchengewürz oder andere weihnachtliche Gewürze (Zimt, Kardamom, Nelken, ...)
- frisch gepresster Saft einer halben Zitrone

- 1 Orange
- 3 Datteln

Weißes Leckerchen, ca. 1 l (3 große Portionen)

- ½ Tasse Mandeln
- ½ Tasse Haselnüsse
- 6 EL Kokosöl
- 2 Bananen
- 1 Stange Vanilleschote
- ½ TL Zimt
- ½ Tasse Rosinen
- Saft von1 Zitrone
- ½ TL Stevia Instant Pulver
- ca. 500 ml Wasser

Flüssige weiße Schokolade, ca. 600 ml (3 Portionen)

- 1 Tasse Cashews (oft nicht roh!)
- 1 Vanilleschote
- ½ TL Zimt
- 400 ml Wasser
- 5 Datteln
- 4 EL Kokosöl

Birnencreme, ca. 350 ml

- 2 – 3 reife Birnen
- 4 EL Hanfsamen
- 4 EL Kokosmus
- 1 Prise Zimt
- ca. 200 ml Wasser

Da uns bei den Grundrezepten oft das Volumen zu wenig war, haben wir im Laufe der Zeit unsere eigenen Abwandlungen von weißen Smoothies entwickelt. Damit wir uns nach einem Lubrikator so richtig schön gesättigt und mit allem versorgt fühlen, ergänzen wir die Rezepte oft durch Sprossen und Keimlinge, Haferflocken oder (pflanzliche) Milchprodukte wie Joghurt oder Sahne. Uns kommt das entgegen, weil wir den weißen Smoothie gerne auch als einen Ersatz für eine Mahlzeit oder als Post-Workout-Shake nach dem Training zur Unterstützung des Muskelaufbaus zu uns nehmen. Da darf es ruhig ein wenig mächtiger zugehen.

Außerdem verwenden wir nur noch selten Datteln oder sonstige zuckerreiche Süßungsmittel, sondern nehmen stattdessen lieber eine Prise Stevia Instant Pulver von topfruits.de, das im Gegensatz zu den meisten Stevia-Produkten noch die sekundären Pflanzenstoffe enthält und unserem Anspruch an ein ganzheitliches Nahrungsmittel gerecht wird. Dieses Pulver hat auch nicht den typischen Eigengeschmack von Stevia, sondern verfügt über einen angenehmen karamellartigen Geschmack, den die meisten Menschen als sehr angenehm empfinden.

Manchmal möchten wir auch lieber etwas Bissfestes und gehen dann folgendermaßen vor: Wir mixen angekeimte Mandeln, Hanfsamen oder (Pflanzen-)Joghurt mit einer Orange, einer Maracuja oder einer anderen Frucht zu einer einheitlichen Masse, schneiden eine zweite Frucht wie z. B. einen Apfel in kleine Stücke und mischen ihn zusammen mit Haferflocken und Sprossen dazu (lecker sind z. B. Buchweizensprossen oder schwarzer Sesam). Dann zerdrücken wir die gewünschte Menge an Kokosmus mit einer Gabel zu feinen Bröseln und geben diese als leckeres Topping darüber. Eine puddingartige Konsistenz lässt sich übrigens dadurch erreichen, indem man dem Ganzen noch zwei bis drei Löffel Chiasamen beimischt und diese eine Weile darin quellen lässt.

Eine Freundin von uns fügt ihrem weißen Smoothie auch Grünkohl oder andere chlorophyllhaltige Gemüsesorten bei, damit der Zucker aus den Früchten langsamer ins Blut geht und ein länger anhaltendes Sättigungsgefühl entsteht. Allerdings können die Vitalstoffe aus dem Pflanzengrün in Verbindung mit Fett nicht ganz so gut aufgenommen werden. Wir raten daher dazu, grüne und weiße Smoothies getrennt voneinander zu sich zu nehmen.

Unsere Empfehlung lautet daher: Nehmen Sie unsere Rezeptideen als Ausgangsbasis für Ihre eigenen Experimente! Seien Sie ruhig kreativ und kreieren Sie sich Ihre ganz persönlichen Variationen. Wichtig sind dabei nicht nur die hochwertigen Zutaten, sondern auch der Geschmack und die eigenen Vorlieben. Denn Essen soll nicht nur gesund sein, sondern auch schmecken!

→ Herzhafte weiße Smoothies

Die herzhaften Varianten eignen sich sehr gut als Dressing für Salate oder können gekochte Speisen verfeinern. Auch hier sind Ihrer Fantasie keinerlei Grenzen gesetzt. Ein paar unserer Lieblingskreationen lauten:

Grüner Giftzwerg

- 100 g Sonnenblumenkerne
- 1 Bündel Dill
- 1 Bündel Petersilie
- 4 EL Kokosöl
- 5 Körner schwarzer Pfeffer
- 2 Knoblauchzehen
- 1 Prise Stevia
- etwas Steinsalz
- Wasser nach Belieben

Kokos-Curry-Creme

- 2 Tomaten
- 4 EL Kokosöl
- 2 EL Hanfsamen
- 2 TL Currypulver oder etwas Currypaste
- etwas Wasser

Kräutersößchen

- 200 g Cashewkerne
- 4 EL Kokosöl

- 1 Bündel Petersilie (oder andere frische Kräuter)
- Saft einer Zitrone
- 2 Knoblauchzehen
- ½ TL Schwarzen Pfeffer
- 2 TL Salz
- etwas Wasser

Feines Mandel-Basilikum-Sößchen

- 50 g Mandeln über Nacht in Wasser eingeweicht
- 2 handvoll frisches Basilikum
- 4 EL Kokosöl
- 1 kleine Chilischote
- 2 Datteln
- 2 EL Bierhefe
- Salz und Pfeffer nach Belieben
- etwas Wasser

Schwarzes Sesam Pesto

- 100 g schwarzer Sesam
- je 1 TL Majoran, Oregano, Basilikum getrocknet oder frisch je eine Tasse
- 2 Datteln
- 4 Kokosöl
- Steinsalz und Pfeffer nach Belieben

Herr Herbig

- 2 Tomaten
- 2 Gurken
- 1 Avocado
- 4 EL Kokosöl
- je eine Prise Salz und Pfeffer
- 200 ml Wasser

Verwendete Abkürzungen stehen für:
EL = Esslöffel
TL = Teelöffel
g = Gramm
ml = Milliliter

IV. Abschließende Worte

- Weiße Smoothies trinkt man entweder auf nüchternen Magen, als zweite Mahlzeit nach einem grünen Smoothie oder immer dann, wenn man Hunger bekommt oder Lust darauf verspürt. Damit die Nährstoffe möglichst gut aufgenommen werden können, sollte die vorangehende Mahlzeit mindestens drei Stunden zurückliegen und der weiße Smoothie langsam und bewusst genossen werden.
- Zusammen mit grünen Smoothies können weiße Smoothies eine vollständige Ernährung bilden. Wer für eine Weile lediglich grüne und weiße Smoothies trinkt, entlastet seinen Verdauungstrakt, regt die Entgiftungsfunktionen des Körpers an, ohne ihm Nährstoffe vorzuenthalten. Sie können daher immer mal wieder Phasen einlegen, in denen Sie ausschließlich diese beiden Getränke zu sich nehmen, oder es sich zur Gewohnheit machen, den tagsüber aufkommenden Hunger mit diesen Kraftpaketen zu stillen und erst am Abend eine „richtige" Mahlzeit zu sich zu nehmen, wie wir es auch in unserem Entschlackungs- und Entgiftungsprogramm der DTX-28-Formel[21] zur Zellverjüngung und Steigerung der Lebenskraft empfehlen.
- Um das natürliche Bedürfnis nach Fett auf zellulärer Ebene zu stillen und dadurch ein völlig neues Körpergefühl zu erleben, empfiehlt der Gesundheits- und Ernährungsexperte Christian Dittrich-Opitz in seinem Buch „Befreite Ernährung" zu Beginn einer Ernährungsumstellung mithilfe von weißen Smoothies, auf den Verzehr von flüssigen rohen und erhitzten Pflanzenölen, erhitzten Nüssen sowie Transfettsäuren weitestgehend zu verzichten. Denn ungesättigte und verarbeitete Fette erschweren die Aufnahme der gesättigten Fette.

---

21 Mehr Infos unter: www.inspiriert-sein.de/unsere-produkte/selbsthilfeprogramme-challenges/die-28-tage-entgiftungskur

- Sollten in der Anfangszeit 1 – 3 Esslöffel gesättigte Fette am Tag nicht ausreichen, um die Lust darauf zu stillen, sollte man diesem Verlangen ruhig nachgeben. Vermutlich ist der Bedarf deshalb so hoch, weil der Körper sich vieler fettlöslicher Giftstoffe entledigen muss, die nun durch die Versorgung mit guten Fetten endlich abtransportiert werden können. Wenn die Entgiftung einen gewissen Punkt erreicht hat, normalisiert sich der Fetthunger dann auch wieder und 1 – 3 Esslöffel pro Tag reichen gewöhnlich wieder aus.
- Idealerweise bereitet man sich seinen weißen Smoothie frisch zu. Man kann ihn jedoch auch am Morgen für den Nachmittag oder bereits am Vorabend für den nächsten Tag fertigstellen und dann über Nacht im Kühlschrank aufbewahren. Die oberste Schicht reagiert dann jedoch mit Sauerstoff und verfärbt sich bräunlich. Entweder trägt man diese Schicht mit einem Löffel vor dem Verzehr ab, oder man gibt nach der Fertigstellung und vor der Aufbewahrung ein paar Tropfen frisch gepressten Zitronensaft auf die Oberfläche, was die Oxidation deutlich verzögert.

Wer damit beginnt, täglich einen weißen Smoothie – und damit ein ausgeklügeltes Profil an gesunden Fettsäuren und essentiellen Aminosäuren – zu sich zu nehmen und dabei weitestgehend auf die Zufuhr ungesunder Fette verzichtet, spürt vielleicht zum ersten Mal in seinem Leben eine tiefgehende Befriedigung nach dem Essen. Wenn wir unseren natürlich vorhandenen Fetthunger mit den richtigen Fetten stillen, schwinden im Laufe der Zeit auch Gelüste auf ungesunde Dinge. Der Körper weiß dann einfach wieder, was ihm gut tut und ungesunde Nahrungsmittel verlieren ihren Reiz.

Wir wünschen viel Freude beim Ausprobieren,
Marion Selzer und Jens Sprengel von www.inspiriert-sein.de

V. Produkt- und Literaturempfehlung

Wir empfehlen Ihnen die hochwertigen Kokosnussprodukte von Dr. Goerg

- Bio-Kokosöl von Dr. Goerg, kaltgepresst aus frischem Kokosmark
- Kokosmus, natur von Dr. Goerg – biokbA – 100% Kokosnuss

zu beziehen über Bioläden, Reformhäuser oder Internetshops

Während das Kokosöl viele hochwertige Fette in konzentrierter Form liefert, enthält das Kokosmus sämtliche wertvollen Inhaltsstoffe der Kokosnuss. Bei Dr. Goerg-Kokosnussprodukten können Sie sichergehen, dass zur Herstellung nur frische Kokosnüsse verwendet werden. Und nicht, was bei anderen Herstellern leider oft der Fall ist, getrocknete Kokosraspel benutzt werden. Das hat zwar seinen Preis, aber schmeckt man auch und hat natürlich einen deutlich höheren Nährwert.

Buchempfehlungen:

- Befreite Ernährung“ von Christian Dittrich-Optiz
- „Gefährdete Menschheit“ von A. von Haller
- „Das Kokos-Kochbuch“ von Peter Königs

Falls Ihnen dieser Ratgeber gefallen hat und Sie mehr über uns und unsere Arbeit erfahren möchten, laden wir Sie ganz herzlich zu einem Besuch auf unserer Seite www.inspiriert-sein.de ein und freuen uns über Ihre positive Bewertung auf amazon!

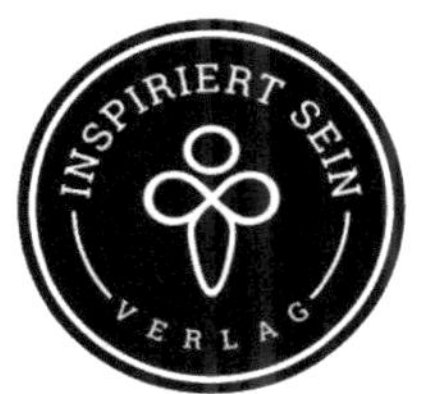

VI. Zusatzbonus: Low Carb oder Low Fat: Was ist besser?

Weil es so gut zur Thematik passt, möchten wir Ihnen abschließend noch einen Artikel von unserer Seite mit auf den Weg geben.

Kohlenhydrate oder Fette – Wer ist der Bösewicht in unserer Ernährung?

Während die einen Kohlenhydrate verteufeln und sie möglichst aus ihrer Ernährung verbannen (low carb oder no carb), halten andere das Fett für den Bösewicht unter den Makronährstoffen und greifen als Sattmacher bevorzugt auf Kohlenhydrate zurück (high carb oder low fat).

Paradoxerweise schneiden beide Ernährungsweisen im Vergleich zur herkömmlichen Ernährung recht gut ab. Wie kann das sein?

In diesem Artikel möchten wir Vorzüge und Nachteile dieser beiden Ernährungsformen, also die der fettarmen und die der kohlenhydratarmen Ernährung, gegenüberstellen und zeigen, dass es wenig Sinn macht, Kohlenhydrate oder Fette generell zu verteufeln und wieso wir uns sozusagen die „Rosinen" aus beiden Ernährungsformen herauspicken.

Die Erfolge der low-fat-Vertreter

Zu den wohl namhaftesten Vertretern der Low-Fat- bzw. High-Carb-Ernährung gehören Größen wie Dr. John McDougall, Dr. Neal Barnard, **T. Colin Campbell**, Mitautor der China Study, und Dr. Caldwell Esselstyn, der Autor des Buches „Prevent and Reverse Heart Disease". Sie alle vertreten eine vollwertige, pflanzliche und fettarme Ernährung, bei der der Großteil der Kalorien in Form von Kohlenhydraten aus vollem Getreide, Hülsenfrüchten, Gemüse und Obst geliefert wird. Der Fettanteil sollte nicht mehr als 10 % der Gesamtkalorienmenge ausmachen. Denn Fette gelten hier ganz allgemein als „böse", weil sie krank und dick machen.

Und es scheint zu funktionieren. Mit diesem Ernährungskonzept lassen sich sogar Krankheiten heilen. Allen voran Herzkreislauferkrankungen und Diabetes. Besonders erwähnenswert sind dabei die Erfolge von Dr. Esselstyn, der mit dieser Form der Ernährung sogar herzkranke Patienten heilt, denen die Schulmedizin mit ihren herkömmlichen Behandlungsmethoden nicht mehr weiterhelfen kann.

Auch Bill Clinton verdankt diesem Ernährungskonzept seine wiedergewonnene Gesundheit nach einer koronaren Herzerkrankung. Im Übrigen verschwindet auch Übergewicht bei einer Ernährung mit wenig Fett und vielen vollwertigen Kohlenhydraten.

Dr. Esselstyn ist sich sicher, dass nur eine rein pflanzliche Ernährung ohne Tierprodukte gesund ist und Herzkrankheiten verhüten oder heilen kann. Jede Abweichung lehnt er ab. Weil Vegetarier das Weglassen von Fleisch oft mit einem Mehr an Milchprodukten kompensieren, leiden auch sie an koronaren Herzerkrankungen, davon ist Dr. Esselstyn überzeugt. Erst, wenn wir vegan leben, uns vollwertig und fettarm ernähren, tragen wir zur Erhaltung bzw. zur Wiederherstellung der Gesundheit bei.

Die Anhänger der Low-Fat- bzw. High-Carb-Ernährung begründen ihre Ansicht damit, dass vor allem tierische Produkte fettreich sind und daher krank machen. Gleichzeitig gilt hier Glukose (Traubenzucker) als bevorzugter Energielieferant, sofern sie aus vollwertigen Quellen (Obst, Gemüse, Vollkorn, Hülsenfrüchte) stammt.

Die Erfolge der Low-Carb-Vertreter

Wenn die Schlussfolgerung Dr. Esselstyns. dass allein eine vollwertige, fettarme und pflanzenbasierte Ernährung gesund hält und macht, richtig wäre, wie lassen sich dann die Erfolge einer Low-CarbErnährung erklären? Denn auch hier gibt es einiges an Positivem zu berichten. Zu den bekanntesten Vertreten zählen der Kardiologe und Bestsellerautor William Davis, der Neurologe und Autor von zahlreichen Büchern darunter „Dumm wie Brot: Wie Weizen schleichend Ihr Gehirn zerstört“, David Perlmutter und der vor allem im deutschsprachigen Raum bekannte Dr. Ulrich Strunz, Internist, ehemaliger Triathlet und ebenfalls Autor mehrerer sehr erfolgreicher Bücher.

Gemeinsam sind sie der Ansicht, dass Stärke, Zucker, Glukose und Fruktose in jeder Form als gesundheitsschädlich anzusehen ist und man diese im besten Fall ganz meiden sollte. Im Gegensatz dazu sollte man sich auf die verstärkte Zufuhr von Fetten und Eiweiß konzentrieren.

Bei der Low-Carb-Ernährung wird also genau der Makronährstoff (die Kohlenhydrate) verteufelt, der bei den High-Carbern als primäre Energiequelle herangezogen wird. Zugleich propagieren diese, bevorzugt den Makronährstoff Fett zu sich zu nehmen, der wiederum bei den High-Carbern als Bösewicht verteufelt wird.

Und trotzdem haben auch sie erstaunliche Resultate vorzuweisen, wenn die Patienten auf eine kohlenhydratarme, dafür aber eher fettreiche Ernährung umsteigen. Dr. Strunz fordert sogar eine No-Carb-Ernährung, will man optimale Resultate erzielen. Das heißt, er hält Kohlenhydrate generell für überflüssig. Auch Ärzte wie Dr. Strunz heilen mit dieser im Vergleich zur Low-Fat-Ernährung völlig konträren Ernährungsweise Herzkreislauferkrankungen, Diabetes, Fettleibigkeit und vieles mehr. Wie kann das sein?

Low Fat oder Low Carb – Beides besser als Durchschnittskost

Die Vertreter beider Ernährungskonzepte können also Erfolge auf dem Gebiet der Wiederherstellung der Gesundheit vorweisen, das ist unbestritten und das obwohl ihre Empfehlungen so unterschiedlich – ja vollkommen gegensätzlich ausfallen. Wie passt das zusammen? Ganz einfach, beide Ernährungskonzepte haben im Vergleich zu der heute üblichen Durchschnittskost ihre Vorteile.

Ein großer Vorteil der Low Fat Ernährung: Keine schlechten Fette

Wer eine fettarme Ernährung propagiert, erreicht damit auch eine verringerte Zufuhr von ungesunden Fetten. Unbestritten sind industriell hergestellte Transfette, wie sie bei der Härtung von Pflanzenfetten entstehen (Stichwort Margarine oder Streichfette), äußerst schädlich für unsere Gesundheit.

Bei der industriellen Umwandlung von flüssigen Ölen zu gehärteten Fetten entstehen künstliche Molekülverbindungen, die sogenannten Transfette, die aufgrund ihrer strukturellen Ähnlichkeit zu natürlichen gesättigten Fettsäuren bis ins Innere unserer Zellen eindringen, dort aber aufgrund ihrer unnatürlichen, künstlich geschaffenen Struktur nicht genauso verwertet werden können und damit zu einer Blockade des gesamten Zellstoffwechsels führen.

Transfette wirken sich extrem negativ auf den Cholesterin-Spiegel aus und gelten als einer der Hauptfaktoren für das Entstehen von Arteriosklerose, Cholesterin- und Fettablagerungen in den Blutgefäßen, Herzkreislauf-Erkrankungen, Fettleber und der daraus resultierender Leberzirrhose, Übergewicht und vorzeitigem Altern.[22]

Höchstens ein Prozent der täglich aufgenommenen Kalorienmenge sollte laut Experten aus Transfetten stammen, im Idealfall meidet man sie jedoch besser völlig. Durch den Verzehr von Fertiggerichten, Backwaren, Süßigkeiten, Margarine, frittierten und in Pflanzenölen angebratenen Nahrungsmitteln liegt die tatsächlich aufgenommene Menge meist um ein Vielfaches höher. In Ländern wie Dänemark, Österreich, Ungarn, Island, Norwegen und der Schweiz gibt es bereits Höchstgrenzen für den Gehalt von Transfetten in Lebensmitteln. Für Deutschland gibt es keine solche Beschränkung.

Und auch beim Frittieren, Anbraten und Grillen mit Fett entstehen Verbindungen, die sich ungünstig auf unsere Gesundheit auswirken können. Darüber hinaus können auch die oft als so gesund geltenden Pflanzenöle schädlich wirken. Je höher der Gehalt an mehrfach ungesättigten Fettsäuren in Pflanzenölen ist, desto anfälliger sind diese für eine Oxidation durch Wärme, Luft und Licht. Dabei entstehen freie Radikale, die unsere Zellen angreifen und uns vorzeitig altern lassen.

Bei einer fettarmen Ernährung sinkt der Verzehr dieser gesundheitlich bedenklichen Stoffe zwangsläufig. Die Erfolge einer low fat Ernährung könnten also vor allem auf diesen Umstand zurückzuführen sein.

Ein großer Vorteil der Low Carb Ernährung – Keine schlechten Kohlenhydrate

Wenn wir weniger oder kaum noch Kohlenhydrate essen, dann reduzieren wir zwangsläufig den Verzehr von konzentrierten oder gar raffinierten Kohlenhydraten wie sie in Süßwaren und Weißmehlprodukten vorkommen. Die

22 www.science.sciencemag.org/content/126/3276/698.2.extract

darin enthaltene Glukose schießt förmlich in unser Blut und führen zu einer starken Insulinausschüttung.

Wenn wir morgens belegte Brötchen mit Marmelade, zwischendurch gesüßten Milchkaffee, zum Mittagessen Pasta, als Stärkung am Nachmittag Cola, Kuchen oder einen Schokoriegel und abends Pizza essen ist unsere Bauchspeicheldrüse, die für die Produktion von Insulin zuständig ist, durchgehend im Einsatz. Auf Dauer mündet eine solche Ernährung in einer Insulinresistenz (unsere Zellen sprechen nicht mehr wie vorgesehen auf das Insulin an) mit all ihren negativen Langzeitfolgen wie Diabetes Typ 2, Fettleibigkeit und anderen Stoffwechselstörungen. Auch der Blutzucker bleibt dann phasenweise stark erhöht, wodurch sogenannte **AGEs**[23] entstehen, die die Blutgefäße schädigen und unsere Zellen vorzeitig altern lassen.

Gleichzeitig wird bei einer kohlenhydratarmen Ernährung auch der Verzehr von Fruchtzucker stark eingeschränkt. Im Übermaß, wie es heute die Regel ist, schädigt Fruchtzucker die Leber und wirkt sich ebenfalls sehr ungünstig auf unsere Gesundheit aus.

Die Vorteile einer Low-Carb-Ernährung könnten daher vor allem mit dem Verzicht bzw. der Reduktion von schnell verdaulichen Kohlenhydraten aus nicht vollwertigen Quellen zusammenhängen.

Das übersehen die Vertreter einer fettarmen Ernährung

Auch, wenn bestimmte Fette sehr schädlich für unsere Gesundheit sind, sind nicht alle Fette perse schlecht. Ohne bestimmte Fettsäuren wäre unser Körper überhaupt nicht lebensfähig. Fette erfüllen in unserem Körper lebenswichtige Aufgaben. Sie dienen nicht nur als Energieträger und Energiespeicher, sondern spielen eine wichtige Rolle bei der Zufuhr und Speicherung von fettlöslichen Vitaminen (A, D, E, K, Karotinoiden und Ubiquinol) und bei der Bildung von bestimmten Hormonen wie z. B. Östrogen, und Leptin. Auch das, für die Fettverdauung, den Steroidhormonaufbau und die Herstellung von Vitamin D wichtige Cholesterin könnte ohne Fette nicht produziert werden.

23 Ausführlich dazu unter: www.inspiriert-sein.de/wieso-zucker-uns-schneller-altern-laesst

Darüber hinaus dienen Fette auch als Baustein für unsere Zellmembranen und Schutz für unser gesamtes Nervensystem, da die Nervenbahnen von einer Schutzschicht umgeben ist, die aus Fettsäuren aufgebaut sind.. Last but not least machen Fette unsere Speisen besonders schmackhaft. Ohne eine ausreichende Menge an den richtigen Fetten ist eine zelluläre Sättigung und ein damit einhergehendes tiefes Gefühl der Befriedigung nach dem Essen nicht möglich. Das ist auch einer der Gründe, weshalb es vielen Menschen so schwer fällt, eine fettarme Ernährung langfristig durchzuhalten.

Interessant zu wissen:
Die Einwohner der Südseeinseln Polynesiens essen mehr Kokosnuss als irgendwo sonst auf der Welt und diese besteht zu 94 Prozent aus gesättigten Fettsäuren. Bei der traditionellen Ernährung stammen mehr als 60 Prozent der Kalorien aus Kokosnüssen. Dafür aßen die Einwohner nur geringe Mengen Protein und Kohlenhydrate. Trotzdem litten sie nicht an Arteriosklerose. Ihre Blutfettwerte waren in Ordnung und die Menschen waren schlank und fit.

Anhänger einer fettarmen Ernährungsweise meiden in der Regel sämtliche tierischen Produkte, weil diese generell recht viel Fett enthalten. Doch hier unterläuft den meisten Vertretern einer Low-Fat ein weitere sachlicher Fehler. Es stimmt zwar tatsächlich, dass eine Reduktion oder das Weglassen von tierischen Nahrungsmittel oft mit einer Verbesserung der Gesundheit einhergeht.

Das liegt aber weniger am Fettgehalt von Tierprodukten (insbesondere an den vielen gesättigten Fetten, die noch immer in Verruf stehen), sondern vielmehr daran, dass die in Fleisch, Wurst und Fisch enthaltenen ungesättigten Fettsäuren beim starken Erhitzen (Braten, Grillen und Frittieren) derart verändert werden, dass sie eine schädliche Wirkung für unseren Körper haben. Zudem enthalten Tierprodukte viel Arachidonsäure, die eine entzündungsfördende Wirkung haben. Außerdem dient das Fettgewebe (bei Mensch und Tier!) als Schadstoffspeicher und ist in der heutigen Zeit stark belastet mit Umweltgiften.

Das übersehen die Vertreter einer kohlenhydratarmen Ernährung

Bei einer low carb Ernährung werden Kohlenhydrate in Form von Stärke, Zucker, Glukose und Fruktose abgelehnt. Glukose, so die Anhänger der low carb Ernährung, sei nicht essentiell und daher seien wir nicht auf ihre Zufuhr angewiesen. Damit haben sie zwar Recht, denn unser Körper kann Glukose selbst herstellen und ist rein theoretisch nicht auf die Zufuhr von Glukose angewiesen, aber das bedeutet nicht, dass es nicht sinnvoll ist, ausreichend Glukose über die Ernährung zuzuführen.

Für einige unserer Zellen ist Glukose lebensnotwendig, weil sie daraus schnell und effizient Energie für ihre Arbeit gewinnen können. Wenn wir keine oder zu wenig Glukose über die Nahrung zuführen, ist unser Körper gezwungen, diese unter einem aufwändigen Prozess aus Proteinen herzustellen (er kannibalisiert Muskelgewebe!). Dabei entsteht ein enormer Verbrauch an basischem Bikarbonat, das wichtig für die Aufrechterhaltung eines gesunden Säure-Basen-Haushaltes ist (Stichwort Übersäuerung). Ein Mangel an Bikarbonat führt aber zu Entmineralisierungserkrankungen wie Karies oder Osteoporose.

Der Körper ist zwar in der Lage, für seine Energiegewinnung nach ein paar Tagen ohne ausreichende Zufuhr von Glukose in den Zustand der Ketose umzuschalten, das heißt, er stellt aus Fettsäuren Ketonkörper her, aus denen die meisten unserer Zellen dann ihre Energie gewinnen können. Dadurch wird der Abbau von wertvollem Muskelgewebe reduziert, aber nicht vollständig gestoppt. Die Stoffwechsellage der Ketose ist als ein Notprogramm gedacht, um unsere Überlebenschance auch in kargen Zeiten (Fasten) zu erhöhen.

Um in die Ketose zu kommen, dürfen nicht mehr als vier Prozent der Kalorien in Form von Kohlenhydraten und nicht mehr als acht Prozent in Form von Eiweiß zugeführt werden, so Thomas Klein und Raimund von Helden in ihrem Buch „Osteoporose als Folge fehlerhafter Ernährung und Lebensweise". Ketose bedeutet daher immer auch eine zu geringe Zufuhr von Eiweiß, wodurch Muskeln und Knochen schneller abgebaut werden und unsere Gesundheit leidet.

Es ist sehr schwer, diesen Zustand der Ketose zu erreichen und noch schwerer, ihn zu halten, denn unser Körper ist bestrebt, schnellstmöglich da wieder herauszukommen, um sich nicht länger selbst aufessen zu müssen (wir erinnern uns, wertvolles Muskelgewebe muss weichen für die Gewinnung von Glukose!). Er verlangt nach Protein und Glukose. Daher hält auch kaum jemand eine ketogene Ernährung, wie diese Ernährungsform auch genannt wird, lange durch.

Es ist also nicht wirklich sinnvoll, Muskelgewebe und auch Knochengewebe (die Gewinnung von Glukose aus Proteinen verbraucht für Zähne und Knochen wichtiges Bikarbonat) für die Herstellung von Glukose zu opfern, um unser Gehirn und andere Zellen mit Glukose zu versorgen. Da auch Muskel- und Leberzellen ihre Energie bevorzugt aus Glukose gewinnen, gibt es keinen Grund, diese völlig zu meiden.

Es kommt eben auch hier auf die Quelle und die Menge an. Statt Weißmehlprodukte und Zucker sollten wir lieber sonnengereiftes Obst, Gemüse und aktiviertes Vollkorngetreide essen, um unseren Glukosebedarf zu decken.

Interessant zu wissen:
Die Bewohner der japanischen Insel Okinawa sind für ihre Langlebigkeit bekannt. Im weltweiten Vergleich liegt die Anzahl der über 100-Jährigen hier am höchsten. Ursprünglich ernährten sich die Bewohner hauptsächlich von Stärke in Form von Reis, Hülsenfrüchten, Süßkartoffeln und Kartoffeln. Sie aßen nur wenig Fett und moderate Mengen Eiweiß. Der Kohlenhydratanteil ihrer Ernährung lag bei 70 – 80 Prozent.

Noch ein weiterer Fehler unterläuft den Vertretern einer Low-Carb-Ernährung. Sie verteufeln nicht nur Weißmehlprodukte, sondern Speisen aus dem vollen Korn. Der Verzicht auf sämtliche Getreideprodukte oder zumindest deren Reduktion bringt tatsächlich fast immer einen Gewinn für unsere Gesundheit mit sich. Doch anders als die Anhänger der kohlenhydratarmen Ernährungsweise es oft hinstellen, ist dabei weniger die enthaltene Stärke das Problem, als vielmehr die darin enthaltenen Proteinkomponenten, mit denen unser Verdauungstrakt nicht zurecht kommt.

In der Regel ist es auf die im Getreidekorn vorkommenden Gliadine, Glutenine, Agglutinine usw. zurückzuführen, wenn der Verzehr von Brot,

Nudeln und anderen Teigwaren chronische Entzündungen, Unverträglichkeiten, und verschiedene Autoimmunreaktionen verursacht.

Thomas Klein und Raimund von Helden drücken dies in ihrem Buch „Osteoporose als Folge fehlerhafter Ernährung und Lebensweise“ wie folgt aus: „Nur weil Brot krank macht, und größtenteils Stärkekalorien enthält (Kohlenhydrate), geht deshalb noch lange nicht von Kohlenhydraten die Gefahr aus.“

Die Gefahr der Idealisierung

Es ist menschlich, dass wir eine Ernährungsform idealisieren, die uns dabei geholfen hat, gesundheitliche Probleme zu überwinden oder unser Wunschgewicht zu erreichen. Aber was für eine bestimmte Zeit lang gut funktioniert, muss nicht zwangsläufig auch für immer ideal sein.

So ist das zum Beispiel auch mit der Rohkost. Obst und Gemüse in roher Form gegessen haben nachweislich einen entschlackenden und reinigenden Effekt auf unseren Körper. Da wir heute fast alle verschlackt sind und kiloweise Stoffe mit uns herum tragen, die wir eigentlich nicht bräuchten, erzielen die meisten bei einem Umstieg auf Rohkost tolle Ergebnisse. Sie werden leichter, gewinnen mehr Lebenskraft und verschiedenste Symptome bessern sich. Aber dauerhaft genossen kann Rohkost bei unsachgemäßer Durchführung (zu viel Obst, zu wenig Grün, usw.) zur Auszehrung führen und die körpereigenen Mineralstoffvorräte plündern und erschöpfen.

Es geht nicht darum, Kohlenhydrate oder Fette zu verteufeln, sondern sich aus allen Ernährungskonzepten das Beste herauszupicken

Wieso sollten wir uns dauerhaft auf ein Ernährungskonzept beschränken und dadurch bestimmte Lebensmittelgruppen oder Makronährstoffe komplett aus unserem Speiseplan streichen? Wäre es nicht sinnvoller, sich die Rosinen aus den verschiedenen Ansichten heraus zu picken? Wir jedenfalls machen es so.

Wir genießen mit gutem Gewissen die vollwertigen Kohlenhydrate aus sonnengereiftem Obst und frischem Gemüse (inklusive Wurzelgemüse, Kartoffeln und Süßkartoffeln). Und lassen uns die Lust an guten Fettquellen wie Kokosöl, Kokosmus, Avocados und Oliven nicht verderben.

Gleichzeitig versuchen wir isolierte und konzentrierte Glukose- und Fruktoselieferanten (Haushaltszucker, Agavensirup und andere Süßungsmittel, reine Fruchtsäfte, Trockenobst, stark zuckerhaltige Hybridzüchtungen, Weißmehlprodukte) zu vermeiden. Gleiches gilt für industriell gefertigte Fette und Pflanzenöle, mit Ausnahme von hochwertigen Olivenöl, auf das wir aus geschmacklichen Gründen nicht ganz verzichten möchten.

Wir haben uns angewöhnt, Hülsenfrüchte, Vollkorn- und Pseudogetreide vor dem Verzehr zu aktivieren, das heißt in Wasser einzuweichen. Dadurch werden sogenannte Hemmstoffe ausgeschwemmt, die für unseren Organismus ungünstig sind, und der Keimprozess wird eingeleitet, wodurch ein für uns Menschen viel verträglicheres Nährstoffprofil entsteht.

Unser Fazit lautet daher:
Low carb oder low fat? Weder noch. Wir brauchen weder auf Kohlenhydrate noch auf Fette zu verzichten, sondern sollten bei beidem die Spreu vom Weizen trennen und können uns ganz einfach die Rosinen aus beiden Ernährungskonzepten herauspicken.

menschlichen Ernährungsphysiologie und lassen viel Freiraum für das eigene Experimentieren und Finden der persönlichen Idealernährung. Wir haben die Erfahrung gemacht, dass es kein ultimatives Ernährungskonzept gibt, das für jeden von uns gültig ist. Gerade in einem so sensiblen Bereich wie dem der Ernährung, kann nur jeder für sich selbst zum eigenen Ernährungsexperten werden.

Es geht nicht darum, die Kohlenhydrate aus der Ernährung zu streichen oder das Fett zu verteufeln, sondern darum, unsere Nahrungsmittel bewusst so auszuwählen, dass sie für jeden einzelnen von uns zu mehr Wohlbefinden, Gesundheit und Genuss und Lebensfreude führen.

Machen Sie mit bei unserem **6-Wochen-Online-Ernärungsproramm**[24] und erfahren Sie die wichtigsten Grundlagen für eine gesunde, wohlschmeckende und dauerhaft befriedigende Ernährung, bei der Sie ganz nebenbei Ihr Idealgewicht erreichen und ein Maximum an Vitalität entwickeln!

Gerne stehen wir Ihnen auch für eine persönliche Beratung zur Verfügung, mit dem Ziel, die für Sie passende Ernährungsweise zu finden. Schreiben Sie uns dazu eine Email an *info@inspiriert-sein.de* und wir erstellen Ihnen ein unverbindliches Angebot!

24 Mehr Infos unter: www.inspiriert-sein.de/unsere-produkte/online-ernaehrungsprogramm

Weitere Titel erschienen im Inspiriert-Sein Verlag

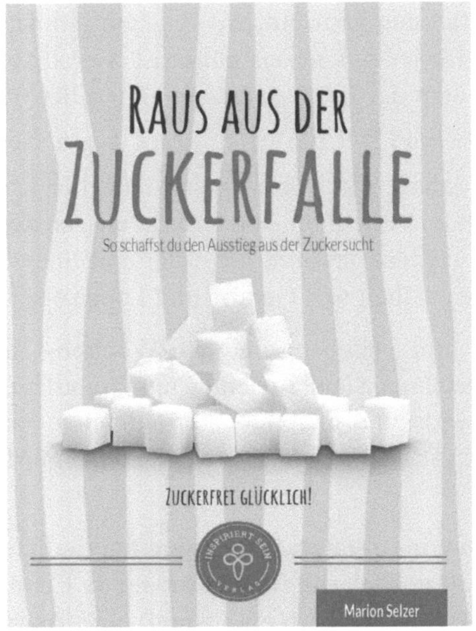

Mit dieser Anleitung raus aus der Zuckerfalle und rein in die Zuckerfreiheit!

Naschst Du gerne? Kannst Du beim Anblick von Kuchen, Schokolade, Eiscreme oder anderen Leckereien nicht „Nein“ sagen? Fällt es Dir schwer, nach dem ersten Bissen wieder aufzuhören? Isst Du oft mehr, als Du Dir vorgenommen hast? Hast Du anschließend ein schlechtes Gewissen? Willkommen im Club! Dann bist Du vermutlich zuckersüchtig! Mit diesem Buch erhältst Du eine gezielte Strategie, um aus der Zuckersucht herauszukommen.

Inklusive persönlichen Anekdoten, einer Schritt-für-Schritt-Anleitung zur Zuckerentwöhnung, Tipps & Tricks zum Zuckerentzug und zuckerfreien Rezepten u.v.a.m.

von Marion Selzer

ISBN Print 978-3-946026-08-2; ISBN Ebook 978-3-946026-09-9

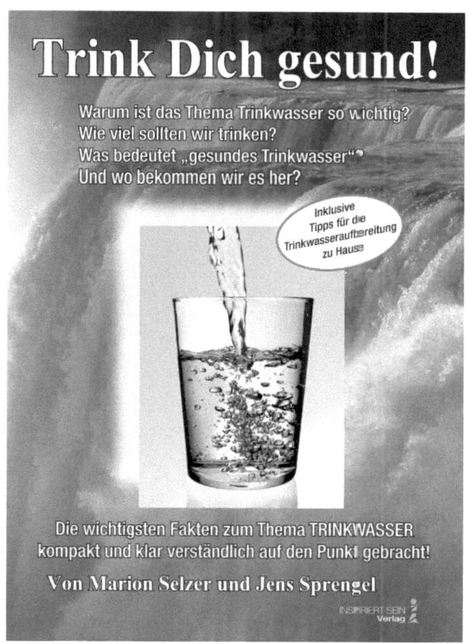

Lebenselixier Wasser: Trink Dich gesund!
Warum ist das Thema Trinkwasser so wichtig? Wie viel sollten wir trinken? Was bedeutet „gesundes Trinkwasser“? Und wo bekommen wir es her?

Die wichtigsten Fakten zum Thema TRINKWASSER kompakt und klar verständlich auf den Punkt gebracht!

Inklusive Tipps für die Trinkwasseraufbereitung für zu Hause, mit ausführlichen Infos zu Umkehr-Osmose-Systemen und anderen Möglichkeiten der Trinkwasseraufbereitung – unabhängig und neutral!

von Marion Selzer und Jens Sprengel

ISBN Print: 978-3-946026-06-8; ISBN Ebook: 978-3-946026-07-5